日本認知症予防学会の理事長が教える

科学的に正しい認知症予防講義

浦上克哉

日本認知症予防学会 理事長
鳥取大学医学部教授

SHOEISHA

はじめに――
認知症は、ようやく予防できる時代になった

こんにちは。一般社団法人 日本認知症予防学会理事長の浦上克哉（認知症専門医）です。この本を手に取ってくださって、誠にありがとうございます。

日本では今後10年以内に認知症の人が700万人を超え、**高齢者の5人に1人が認知症**という時代がやってくるとされています（＊1：巻末の「参考文献・論文」を参照）。親族や知り合いの中に認知症の人がいるのが当たり前の社会になるのです。

そのため日本では、認知症になっても高齢者が住み慣れた地域で自分らしい暮らしを人生の最後まで続けられる社会づくり（地域包括ケアシステムの構築）が進められています。

とはいえ、それは子・孫らの世代に頼るばかりでは成り立ちません。認知症の人を含む高齢者のサポートをする介護人材の需要は高まるばかりですが、少子化が進んでいる現状を考えると、「これなら十分」といえるほど多くの若い人が介護の現場にやってくることは期待できません。

ですから、私たちが「**元気な高齢者**」になることが非常に重要なのです。高齢であっても元気であれば、基本的に自分のことは自分でできますよね。もしかしたら、配偶者や家族、親戚、ご近所さんの暮らしをできる範囲でサポートする余裕もあるかもしれません。

認知症になりたくない。できるなら**認知症を予防したい**――。そう思うのは、あなたのワガママやエゴではありません。この少子高齢化の日本において、住み慣れた地域を守り、自分らしく暮らすにはどうすればいいのか、しっかり考えておられる証だと思います。

それでは、認知症はどのくらい予防できるものなのでしょうか。

テレビや雑誌などでは、「〇〇を食べて認知症を防ぐ！」といった情報がさかんに提供されていますので、認知症予防の研究はかなり進んでいると認識されている方もいらっしゃると思います。

しかし、意外に思われるかもしれませんが、数多くの認知症予防の研究が蓄積され、科学的に最も信頼性の高い方法（メタアナリシス：28ページ参照）によって「これは間違いない」といえる知見が得られるようになってきたのは、ここ数年のことなのです。

最も権威のある医学誌である『Lancet』で「生活習慣などを改善することで認知症の発症リスクを35%下げられる」ことを示した研究が公開されたのは、２０１７年のことでした（＊２）。世界保健機関（ＷＨＯ）が認知症予防のための指針を初めて作成したのは２０１９年です（＊３）。

そして手前味噌ですが、私たちが開発した認知症予防プログラムの有効性を実証した論文は２０２０年に発表されました（＊４）。

また、この本の執筆中に『Lancet』論文が改訂され、**認知症の発症リスクは40%まで下げられる**ことが示されました（＊5）。

このような事実からも、現在は、長年の認知症予防に関する研究が、ようやく結実しはじめたというタイミングであることがわかると思います。

また、現在も数多くの有望な研究が進められており、認知症予防は、今後さらに発展していくと確信しています。

この本は、玉石混交ともいえる認知症予防の情報の中から、**現時点で科学的な信頼性が高い予防法**を厳選して紹介することで、本当に効果のある認知症予防を一人でも多くの人に実践してほしいという思いで作りました。

まずは、**講義1　認知症に対して現代医学ができること／できないこと**で、現代医学における認知症治療の限界と予防の重要性について率直にお話しいたします。

本書が提案する「認知症リスクとの戦い方」

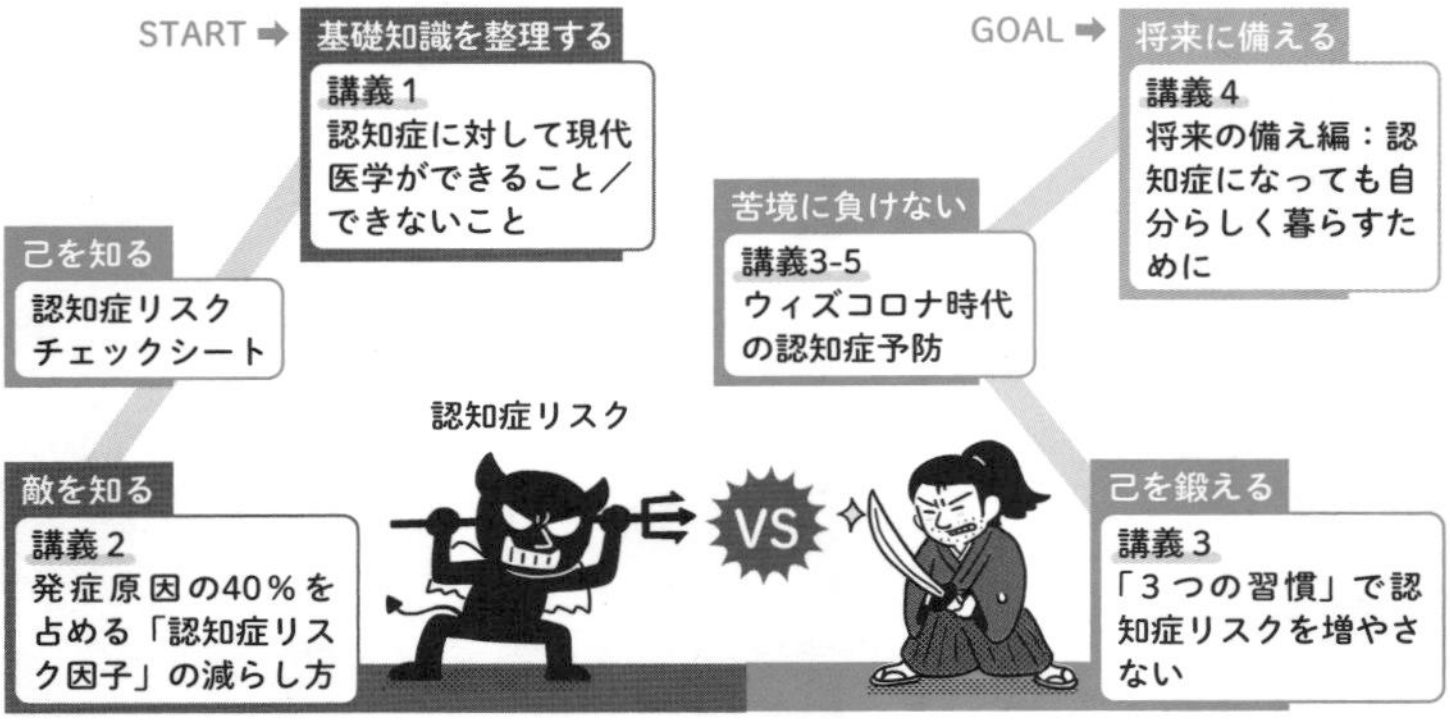
START
基礎知識を整理する
講義1
認知症に対して現代医学ができること／できないこと
己を知る
認知症リスクチェックシート
敵を知る
講義2
発症原因の40％を占める「認知症リスク因子」の減らし方
認知症リスク
VS
苦境に負けない
講義3-5
ウィズコロナ時代の認知症予防
己を鍛える
講義3
「3つの習慣」で認知症リスクを増やさない
GOAL
将来に備える
講義4
将来の備え編：認知症になっても自分らしく暮らすために

続いて**講義2　発症原因の40％を占める「認知症リスク因子」の減らし方**では、先ほど紹介した『Lancet』論文（＊5）を読み解き、論文内で提唱されている12の認知症リスク因子を1つずつ取り上げて、リスクの減らし方を具体的に解説していきます。

8ページには、**認知症リスクチェックシート**を用意していますので、まずはそちらにチャレンジして、特にリスクが高い項目を重点的に読み込んでください。

そして、**講義3　「3つの習慣」で認知症リスクを増やさない**では、私たちが開発した「とっとり方式認知症予防プログラム」をもとにした、日常生活の中で効率よく認知症リスクを減らしていくための運動、知的活動、コミュニケーションのポイントを紹介します。

加えて、この本の中では、**新型コロナウイルス感染症の流行下での認知症予防の考え方**や、**認知症を疑った場合にすべきこと**などについても触れています。

認知症を予防する暮らしは、人生を豊かにする暮らし方でもあります。そして、認知症の人々への理解を深め、支え合える社会づくりにも貢献できるものだと考えています。

ぜひ本書の最後までお付き合いください。

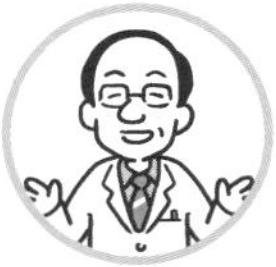

2021年3月

日本認知症予防学会 理事長　鳥取大学医学部 教授

浦上克哉

認知症リスク チェックシート

該当するものにチェック☑を入れてください

生活習慣		
□	普段から運動不足だ	講義2-6（86ページ）
□	外出するのが億劫（出不精）だ	講義2-2（56ページ）
□	たばこを吸っている	講義2-4（70ページ）
□	お酒を飲み過ぎてしまうことが多い	講義2-7（98ページ）
□	食事の栄養バランスが悪い	講義2-5（78ページ） 講義2-7（101ページ）
□	大気汚染のある環境で生活や仕事をしている	講義2-4（76ページ）

コミュニケーション		
□	誰とも会わない・喋らない日がある	講義2-2（56ページ）
□	知らない人と話すのは面倒だ	講義2-2（56ページ）
□	これといった社会的な（対外的な）役割がない	講義2-2（56ページ）

こころの健康		
□	抑うつ気分（気分の落ち込み）がある	講義2-3（66ページ）
□	興味や喜びを感じない、やる気がない	講義2-3（66ページ）

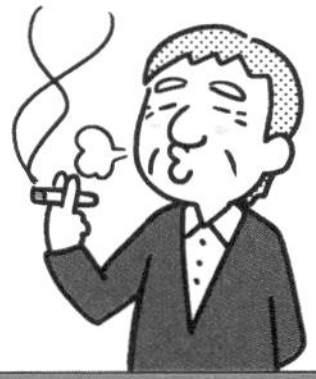

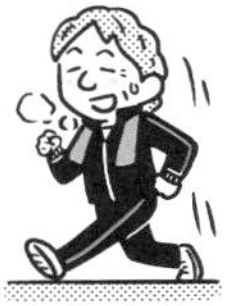

身体の健康		
□	耳が遠い、聞こえにくい（難聴）	講義2-1（48ページ）
□	太っている（メタボ体型である）	講義2-5（78ページ）
□	糖尿病である	講義2-5（78ページ）
□	高血圧である	講義2-5（78ページ）
□	脂質異常症である	講義2-5（78ページ）
□	スポーツや事故で頭を強く打ったことがある	講義2-6（90ページ）

知的活動		
□	小さい頃から勉強をしていなかった	講義2-8（104ページ）
□	自分の得意でないことには興味が湧かない	講義2-8（104ページ）
□	新しいことを始めるのは面倒だ	講義2-8（104ページ）
□	これといった趣味はない	講義2-8（104ページ）

該当するものが多い人は
認知症のリスクが高い状態です。
紹介しているページを読んで、
リスクを減らしていきましょう！

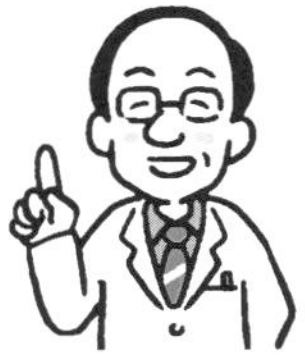

目次

はじめに――認知症は、ようやく予防できる時代になった…02
認知症リスクチェックシート 08

講義1 認知症に対して現代医学ができること／できないこと

1 認知症は『発症しない』ことが一番大事！ 16
現代医学では認知症を完治できない…16／認知症は自立した生活を奪う病気…18／たとえ完治しなくても、治療には重要な意味がある…21／認知症の特効薬の開発が難しい理由とは？…22／認知症発症の一歩手前までなら回復できる！…24

2 正しい予防で、認知症になる人を4割減らせる 28
認知症の40%は予防できる…28／たかが40%？　されど40%！…30／睡眠とか…？　残りの60%はどうなの？…31／認知症を100%予防できる日は来る？…33／科学的に正しい認知症予防法とは？…34

3 科学的に証明済！「とっとり方式認知症予防プログラム」 38

コラム❶ 認知症を研究することが「異端」であった時代（～1980年代）…44

講義2

発症原因の40％を占める「認知症リスク因子」の減らし方

1 難聴（聴力低下）発症リスクの8％ 48

視力と比べると聴力は軽視されている？…50／聴力を守るための方法…51／補聴器選びは、補聴器専門医・認定補聴器専門店に相談…53

2 社会的孤立 発症リスクの4％ 56

社会的孤立を防ぐには「出不精」対策を…58／出不精になりがちなら、趣味を持とう！…59／遠出や旅行など、知らない土地へ行こう！…61／出不精と認知機能の関係には2つのパターンがある…62／大事なのは「楽しく外出する」こと…64

3 抑うつ（うつ病）発症リスクの4％ 66

抑うつ気分から脱するためのアドバイス…67

4 喫煙・大気汚染 発症リスクの7％ 70

喫煙はあなたの認知症リスクを上げる…70／喫煙は家族の認知症リスクも上げる…72／禁煙を成功させるポイント…73／大気汚染も認知症に良くない…76

5 生活習慣病（高血圧、糖尿病、肥満）発症リスクの4％ 78

メタボは認知症につながっている…78／メタボが認知症を引き起こす理由…80／内臓脂肪を減らすことで、まとめて認知症対策！…83

6 運動不足・頭のケガ 発症リスクの5％ 86

運動が認知症の予防になる理由…87／認知症予防には「頭を使った運動」を…89／頭部のケガには要注意！…90／運動後の「回復」を意識しよう…92／骨の健康にも気を付けよう…94

7 過剰飲酒 発症リスクの1％ 98

お酒の飲み過ぎは認知症リスク！…98／アルコールが認知症を引き起こす理由…100／認知症予防によい影響が期待できる食事・栄養…101

8 教育歴（知的好奇心の低さ）発症リスクの7％ 104

脳に異常があるのに、認知症にならないシスターの謎…104／認知症を防ぐ脳の力「認知予備能」を高めるには？…107／いつまでも「知的好奇心」を大切に…109

コラム❷ 認知症の予防とは「口が裂けても言えなかった」時代（〜2000年代）…113

講義3

「3つの習慣」で認知症リスクを増やさない

1 たった3つの習慣で、12の認知症リスク因子の対策を！……118
認知症リスクを上げないために、今できること……119／12の認知症リスク因子のほとんどをカバーできる「3つの習慣」……120

2 認知症予防のための「運動」……122
「とっとり方式認知症予防プログラム」における運動の流れ……123／準備体操……124／有酸素運動＋頭の体操……128／筋力運動＋頭の体操……131／整理体操……135

3 認知症予防のための「知的活動」……138
視空間認知機能……142／注意機能……146／近時記憶……150／作業記憶……154／計算力……158／思考力……160／遂行力……164／判断力……168／知的活動をコミュニケーションにつなげよう……172

4 認知症予防のための「コミュニケーション」……176
今日、誰かとおしゃべりをしましたか？……177／コミュニケーションが苦手な人へのアドバイス……180／コミュニケーションとは、相手の立場を思いやること……182

5 ウィズコロナ時代の認知症予防 186
認知症予防は危機的な状況に追い込まれている…186／ウィズコロナ時代の認知症予防のポイント…188／①1日に30分以上は身体を動かす…190／②自分が好きなことを日課にする…191／③家族や友人との会話を楽しむ…192
コラム❸ 批判覚悟で立ち上げた日本認知症予防学会（2011年）…196

講義4 将来の備え編～認知症になっても自分らしく暮らすために

1 二次予防（早期発見・治療）が重症化を遅らせる 200
認知症予防には3段階ある…200／認知症を早期発見するポイント…201
2 認知症を疑ったときにすべきこと 204
認知症が心配になったら、お早めに病院へ…204／認知症かどうかを調べる方法…205／認知症のケアなどについて相談したい場合…206／認知症になっても自分らしく暮らすには…207
コラム❹ 県をも巻き込んで、認知症予防に取り組める時代に（2010年代）…209

おわりに…211／参考文献・論文…213

講義 1

認知症に対して現代医学ができること／できないこと

認知症は『発症しない』ことが一番大事！

現代医学では認知症を完治できない

私は認知症専門医として、これまでに13万人以上の認知症の方々を診察してまいりました。

症状が軽いうちからみつかり、生活上の工夫と周囲の支援により自分らしく暮らせた人、徘徊などが出てから診断され、周囲の対応が後手に回り、ご自身もご家族も大変な思いをされた人、かなり症状が進んでから病院に来られて見守ることしかできなかった人……。認知症の人の暮らしは十人十色です。

そのなかで、すべての人に共通することがあります。それは、一部の種類を除いて、**認知症は「完治」しない**という事実です（※）。認知症を発症すると、ゆっくりです

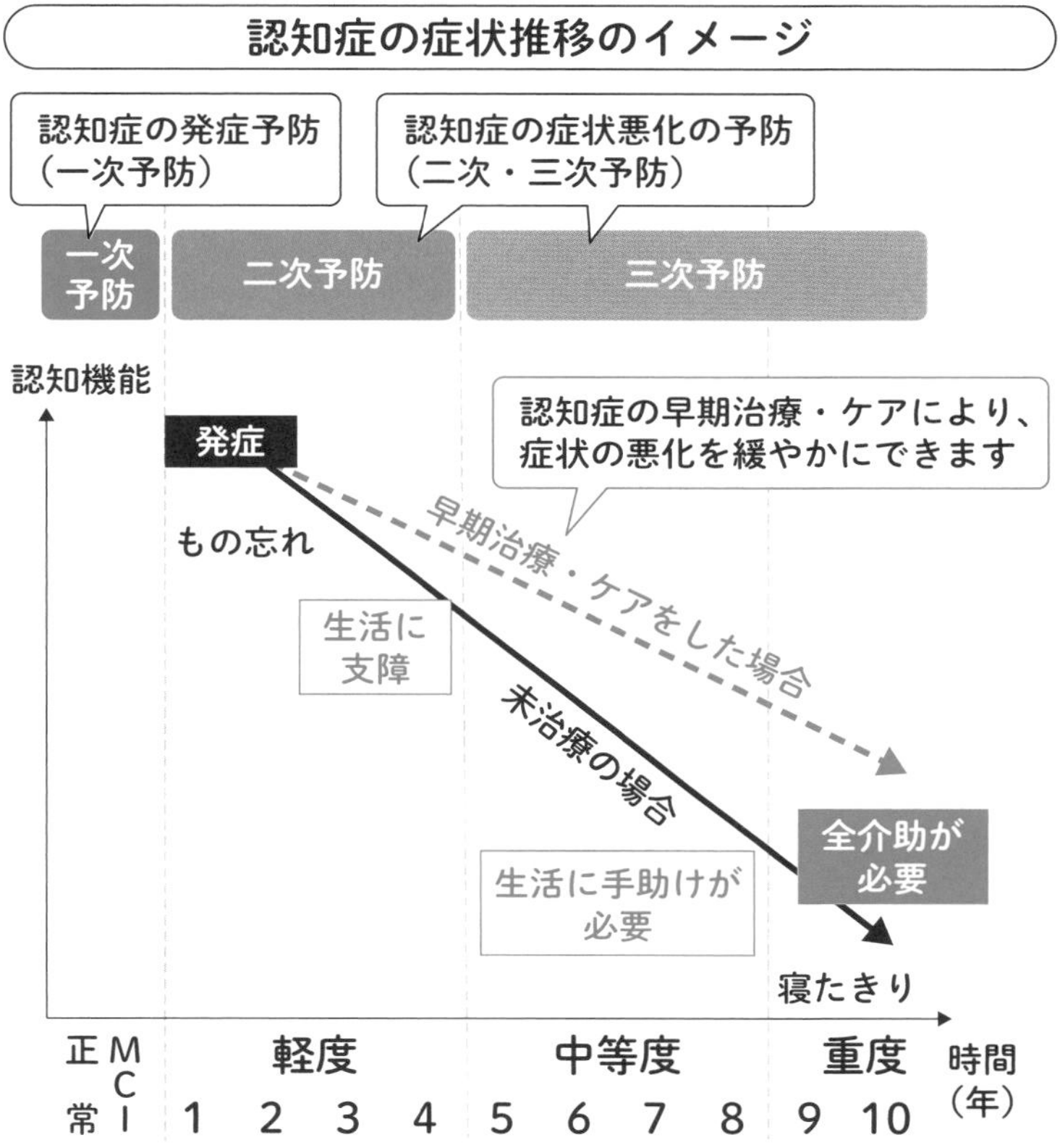
認知症の症状推移のイメージ
認知症の発症予防
（一次予防）
認知症の症状悪化の予防
（二次・三次予防）
一次予防
二次予防
三次予防
認知機能
発症
認知症の早期治療・ケアにより、
症状の悪化を緩やかにできます
もの忘れ
早期治療・ケアをした場合
生活に支障
未治療の場合
全介助が必要
生活に手助けが必要
寝たきり
正常
MCI
軽度
中等度
重度
時間（年）
1 2 3 4 5 6 7 8 9 10

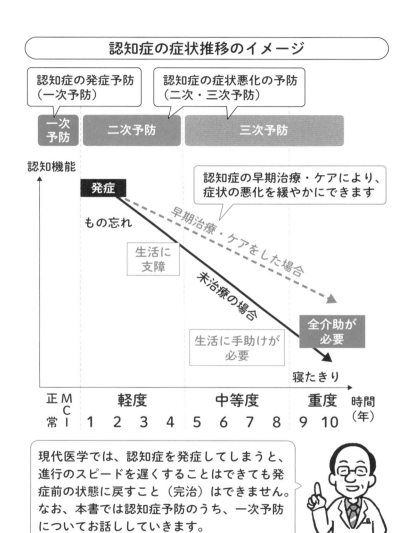

現代医学では、認知症を発症してしまうと、進行のスピードを遅くすることはできても発症前の状態に戻すこと（完治）はできません。なお、本書では認知症予防のうち、一次予防についてお話ししていきます。

が確実に症状は進行していきます。経過中に認知機能が少しだけ良くなることもありますが、長期的にみればやはり、認知症はだんだん悪くなる一方の病気です。

残念ながら、現代の医学では「認知症になった人」を「認知症でない人」にしてあげることはできません。薬などを使って**認知症の進行を緩やかにすることしかできない**のです。

（※）薬物の副作用、低栄養、神経や精神の病気などによって起こる一部の認知症では、原因を取り除くことで完治が可能です。

認知症は自立した生活を奪う病気

ここで簡単に、認知症の症状について解説しておきます。「認知症＝もの忘れ」というイメージが強いですが、もの忘れは認知症に特徴的な症状（**中核症状**）の1つにすぎません。

もの忘れ（記憶障害）の他にも、それまでできていた料理が難しくなったり（実行機能障害）、人の見分けが付かなくなり、家族を知らない人と勘違いしてしまったり（見

認知症の症状と生活への影響

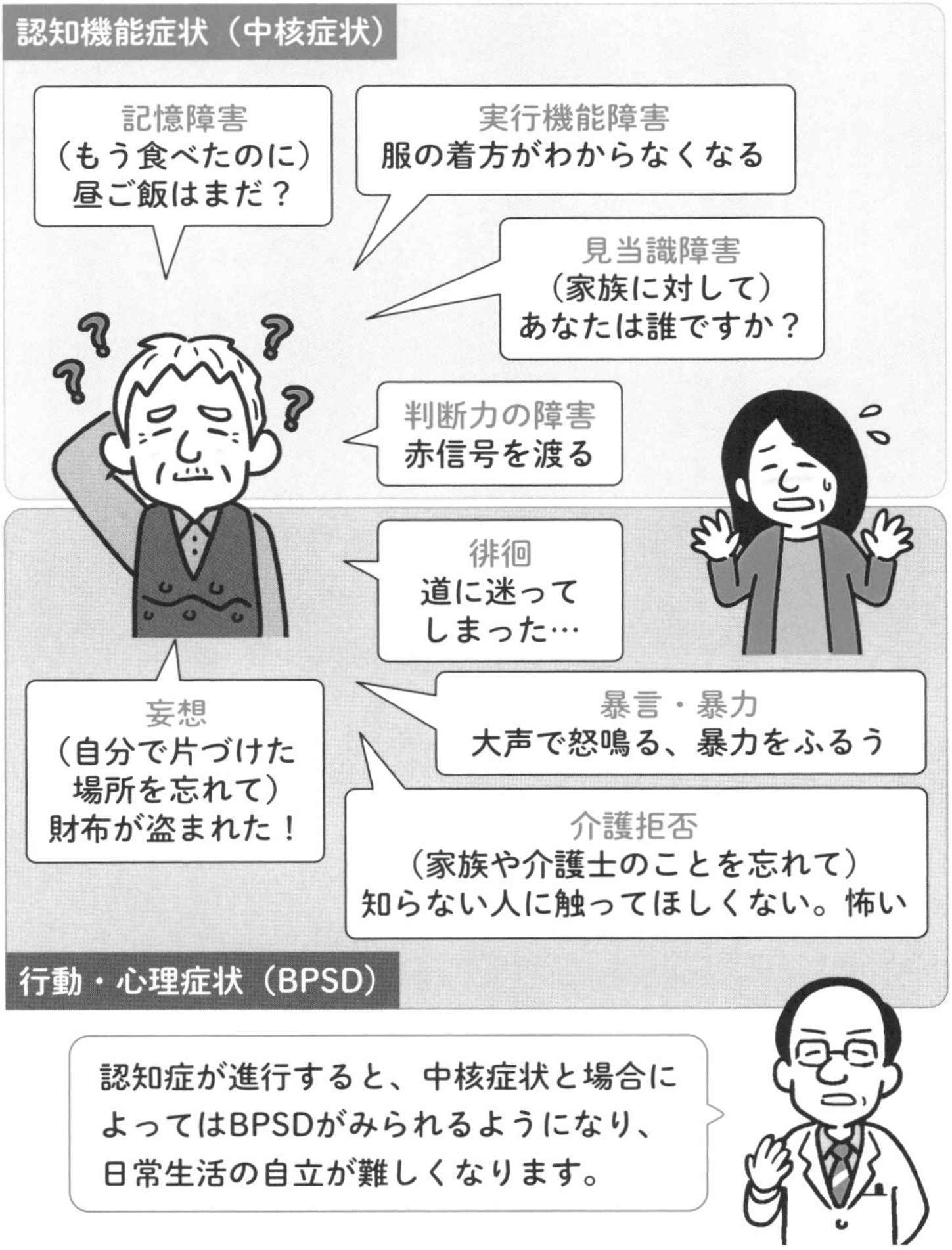
認知機能症状（中核症状）
記憶障害
（もう食べたのに）
昼ご飯はまだ？
実行機能障害
服の着方がわからなくなる
見当識障害
（家族に対して）
あなたは誰ですか？
判断力の障害
赤信号を渡る
徘徊
道に迷って
しまった…
暴言・暴力
大声で怒鳴る、暴力をふるう
妄想
（自分で片づけた
場所を忘れて）
財布が盗まれた！
介護拒否
（家族や介護士のことを忘れて）
知らない人に触ってほしくない。怖い
行動・心理症状（BPSD）
認知症が進行すると、中核症状と場合に
よってはBPSDがみられるようになり、
日常生活の自立が難しくなります。

当識障害）します。

そして、認知症が進行し、たくさんの中核症状がみられるようになると、着替えや排泄などの日常生活に不可欠な行動が一人でできず、家族など周囲の手助けが必要になります。つまり、**認知症は自立した生活ができなくなっていく病気**なのです。

また、徘徊や暴言・暴力、幻覚、妄想など、認知症が原因で起こる困った行動のことを**行動・心理症状（ＢＰＳＤ）**と呼びます。ＢＰＳＤは認知症の人すべてに起こるわけではなく、接し方や環境整備などで軽減・解消できますが、家族や介護者に心配や苦労をかけるという点では、自立した生活を遠ざける要因といえます。

なお、認知症にはいくつかの種類があります。最も患者数が多いのはアルツハイマー型認知症（約6割）で、次に血管性認知症（約2割）が多く、他にもレビー小体型認知症、前頭葉側頭型認知症などが知られています。認知症の種類により、症状の出方は少し違ってきますが、基本的にはどれも認知機能症状（中核症状）や行動・心理症状（ＢＰＳＤ）によって、自立した生活が送りにくくなります。

たとえ完治しなくても、治療には重要な意味がある

認知症が早期に診断できた人には、認知症の薬（症状改善薬）が処方されることがほとんどです。治らない認知症になぜ薬が必要なのかというと、**症状の進行を抑える効果が少しだけ期待できる**からです。いずれ認知症は進行してしまいますが、それまでの時間稼ぎができるということです。

これを聞くとガッカリされる方もいらっしゃいますが、時間稼ぎには大きな意味があります。認知症になっても「住み慣れた家で長く暮らしたい」という方が多いのですが、認知症の症状が進行してしまうとそれが難しくなります。**症状の進行を遅らせることで、在宅期間を延ばすことができる**。これが私の考える意義のひとつです。

また、認知症はそれまでの生活を大きく変えるものです。ご家族など周囲の人が認知症について学び、受け入れ、ご本人との接し方や環境整備、介護のための準備などを行うには時間がかかります。その**準備時間を確保することができる**のも意義のひとつでしょう。

だからこそ、ちょっとおかしいなと思ったら、認知症の早期発見のためにも、早めにもの忘れ外来などの専門外来で診てもらうことをお勧めします。

認知症の特効薬の開発が難しい理由とは?

初めての認知症の症状改善薬であるドネペジル(商品名:アリセプト)が発売されたのは1999年のことです。この薬は症状の進行を抑制するだけですが、当時は「やがて認知症そのものを治す薬が開発されるに違いない」と期待が高まりました。

しかし、アリセプトの登場から20年以上経っても、**認知症を完治させるような「特効薬」は開発されません**でした。世界中の研究者が、何百種類もの候補薬を生みだしてしのぎを削っているのですが、今のところ苦戦を強いられています。

特効薬の開発が難しい理由は**認知症の発症より20年近く前から脳の変化が始まっているから**です。例えば、アルツハイマー型認知症では、脳にアミロイドβなどのタンパク質が溜まり、そのために脳の神経細胞が壊されてしまうことが原因です。

このアミロイドβは、健康なうちからジワジワと増えてきて、もの忘れなどの症状に気付く頃にはもう脳の中にたくさん蓄積してしまっています。

現在、臨床現場でよく使われている**認知症治療薬には、この原因物質（アミロイドβなどのタンパク質）を取り除いたり、壊れた神経細胞を復活させたりするような作用はありません**。ですから、原因物質が溜まって神経細胞が壊れてしまってから薬を始めても、その効果は限定的なのです。

そこで近年では、原因物質が溜まらないようにするための薬（疾患修飾薬と呼ばれています）の開発が進んでいます。原因物質が溜まらなければ、脳の神経細胞が壊れず、認知症にならないはずですから。

ただ、ここで難しいのは、**アミロイドβが溜まり始めるのが発症の20年くらい前からだということ**です。もちろん、すべての人が認知症になるわけではないので、医療費の観点からも、薬の投与が必要な人（＝脳内でアミロイドβが増えている人）を見つけ出す必要が出てきます。

しかし、現状でそれを調べるためにはＰＥＴという非常に高価な検査か、脳脊髄液を採るという少し身体に負担がかかる検査をする必要があります。これらを国民すべてに行うのはあまり現実的ではありません。

このように、疾患修飾薬が開発されたとしても、その治療は一筋縄ではいきません。アミロイドβが増えている人を見つける簡便な方法が発見されたり、アミロイドβが溜まった状態でも効果の出る新薬が開発されたりすることを願うばかりです。

認知症発症の一歩手前までなら回復できる！

このような現状を知ることで、**「認知症にならないように予防する」ことの重要性がよりいっそう理解できる**のではないでしょうか。

ところで、認知症予防は認知機能の衰えを自覚し始めた人にも効果はあるのでしょうか。

認知症は気付かぬうちにジワジワと迫ってきます。その最終防衛ラインの状態が**軽度認知障害（MCI）**です。信号機でいえば黄色信号に当たります。

MCIは、本人も周りの人も記憶障害（もの忘れ）が増えてきていることに気付いているが、その他の症状はなく、日常生活や社会生活には支障がない状態のことです。

脳の変化は、発症の約20年前から始まっている

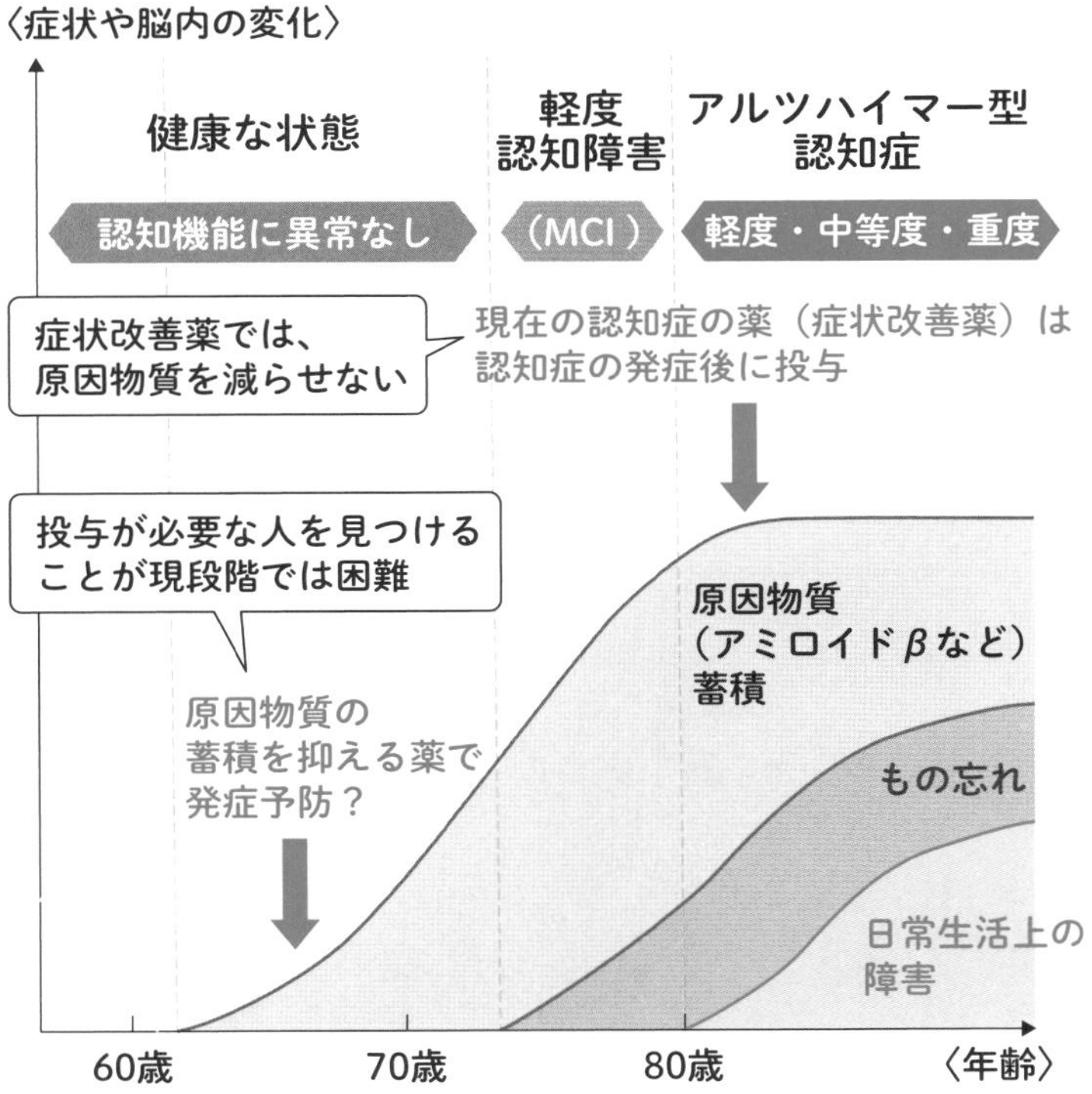
〈症状や脳内の変化〉
健康な状態
軽度
認知障害
アルツハイマー型
認知症
認知機能に異常なし
（MCI）
軽度・中等度・重度
症状改善薬では、
原因物質を減らせない
現在の認知症の薬（症状改善薬）は
認知症の発症後に投与
投与が必要な人を見つける
ことが現段階では困難
原因物質
（アミロイドβなど）
蓄積
原因物質の
蓄積を抑える薬で
発症予防？
もの忘れ
日常生活上の
障害
60歳
70歳
80歳
〈年齢〉

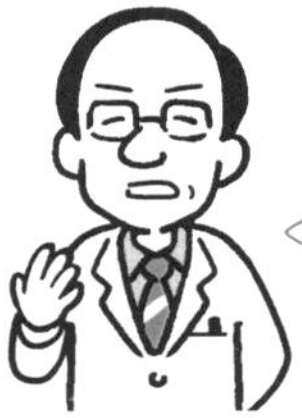

発症後に原因物質を減らす薬や、
発症前に原因物質の蓄積を抑える薬の
研究が進められていますが、
現段階ではいずれも実用化していません。

MCIならまだ認知機能が正常な状態に戻れる

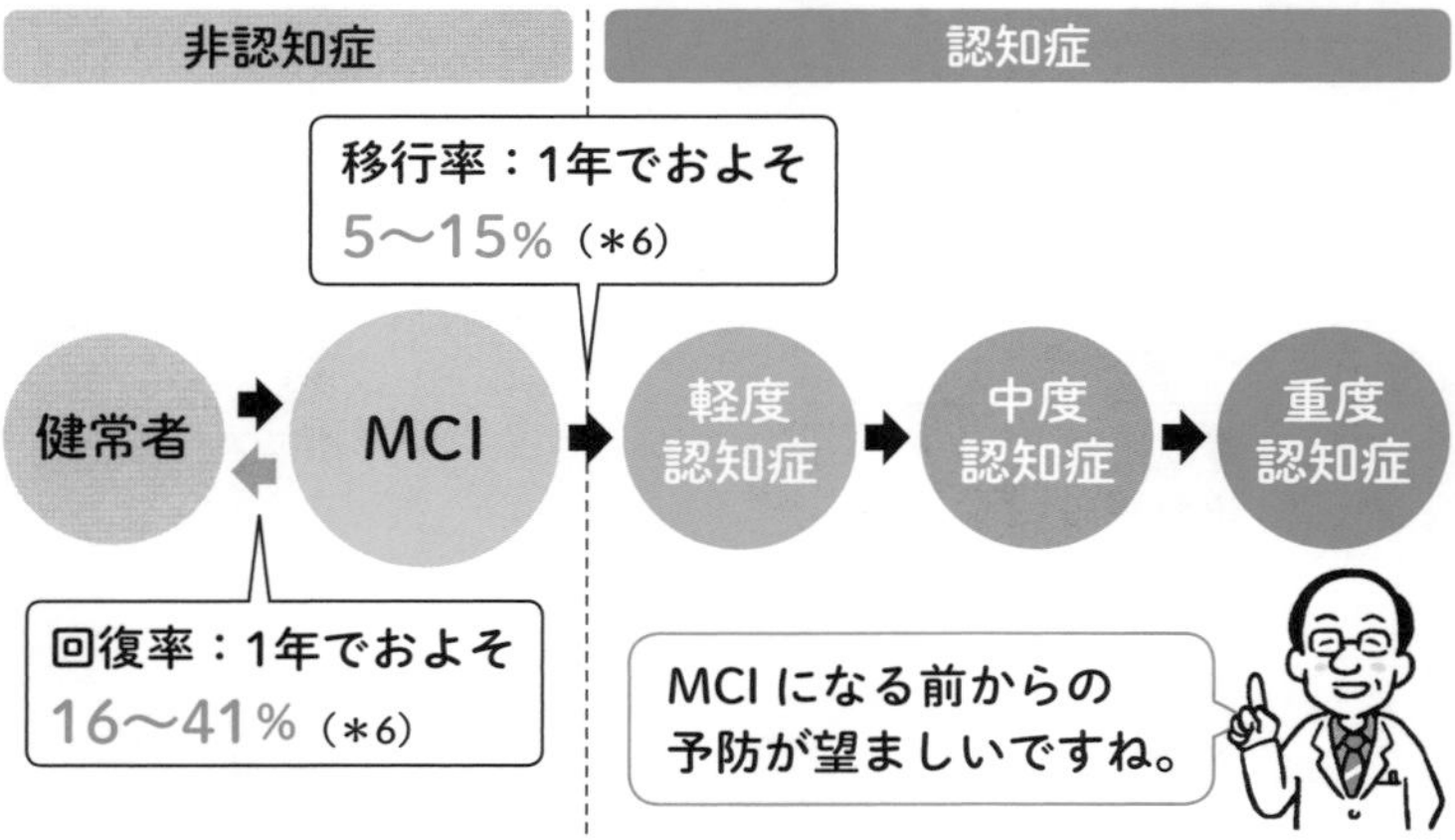
非認知症
認知症
移行率：1年でおよそ
5〜15%（＊6）
健常者
MCI
軽度
認知症
中度
認知症
重度
認知症
回復率：1年でおよそ
16〜41%（＊6）
MCIになる前からの
予防が望ましいですね。

＊6：日本神経学会（監）：認知症疾患診療ガイドライン2017. CQ 4B-2, 147

もの忘れが心配になって医師に診てもらっても「認知症ではない」と診断されます。

つまり、**認知症になると元には戻りません**が、ギリギリ認知症ではない境界ラインである**MCIならまだ間に合う**ということです。

私は長年にわたり、MCIの人たちの認知症予防に取り組んできました。「ちょっと認知機能が心配かな？」と思われるような人でも、本書で紹介する認知症予防を行い、積極的に脳を使うようにすることで、MCIの状態を脱することができた人を数多くみてきました。もちろん、黄色信号（MCI）

になってからではなく、青信号（認知機能正常）から予防しておくのがベストです。

そして、**たとえ認知症を発症した後だったとしても、認知症予防を行うことは無駄にはなりません。**認知症を発症した後に脳を鍛えることで、症状の進行を遅らせることが期待でき、本人や家族が望む暮らしをできる限り長く続けることにつながるからです。ですから、認知症予防に遅すぎるというタイミングはないと私は考えています。

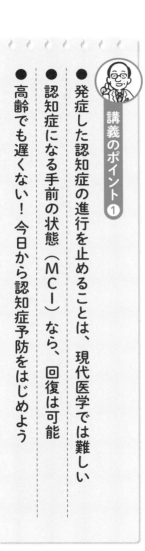

講義のポイント1

- **発症した認知症の進行を止めることは、現代医学では難しい**
- **認知症になる手前の状態（ＭＣＩ）なら、回復は可能**
- **高齢でも遅くない！　今日から認知症予防をはじめよう**

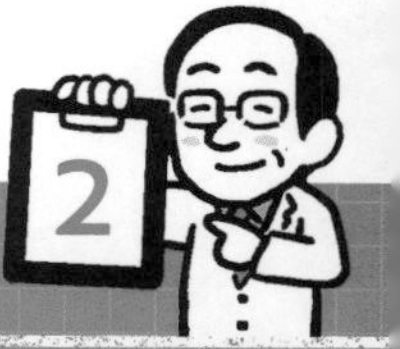

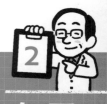

正しい予防で、認知症になる人を4割減らせる

認知症の40％は予防できる

「認知症は予防できるのか？」という問いへの答えは、認知症の専門家の間でも医師の間でも見解が分かれているところです。私は**「予防できる余地はあるし、すべきだ」**という考えのもと、認知症予防の研究を長年続けてきましたし、近年それを裏付けるような信頼性の高い論文が発表されるようになりました。

その中の1つは英国ロンドン大学の教授らが書いたもので、『Lancet』という超一流の医学学術誌に掲載されています（＊7：巻末の「参考文献・論文」を参照）。彼らが、科学的根拠が最も高いとされるメタアナリシス（多くの研究データをまとめて解析する手法）という方法で解析を行ったところ、**認知症の発症に関わる12のリスク因子と、それぞれの関係性がわかりました。**

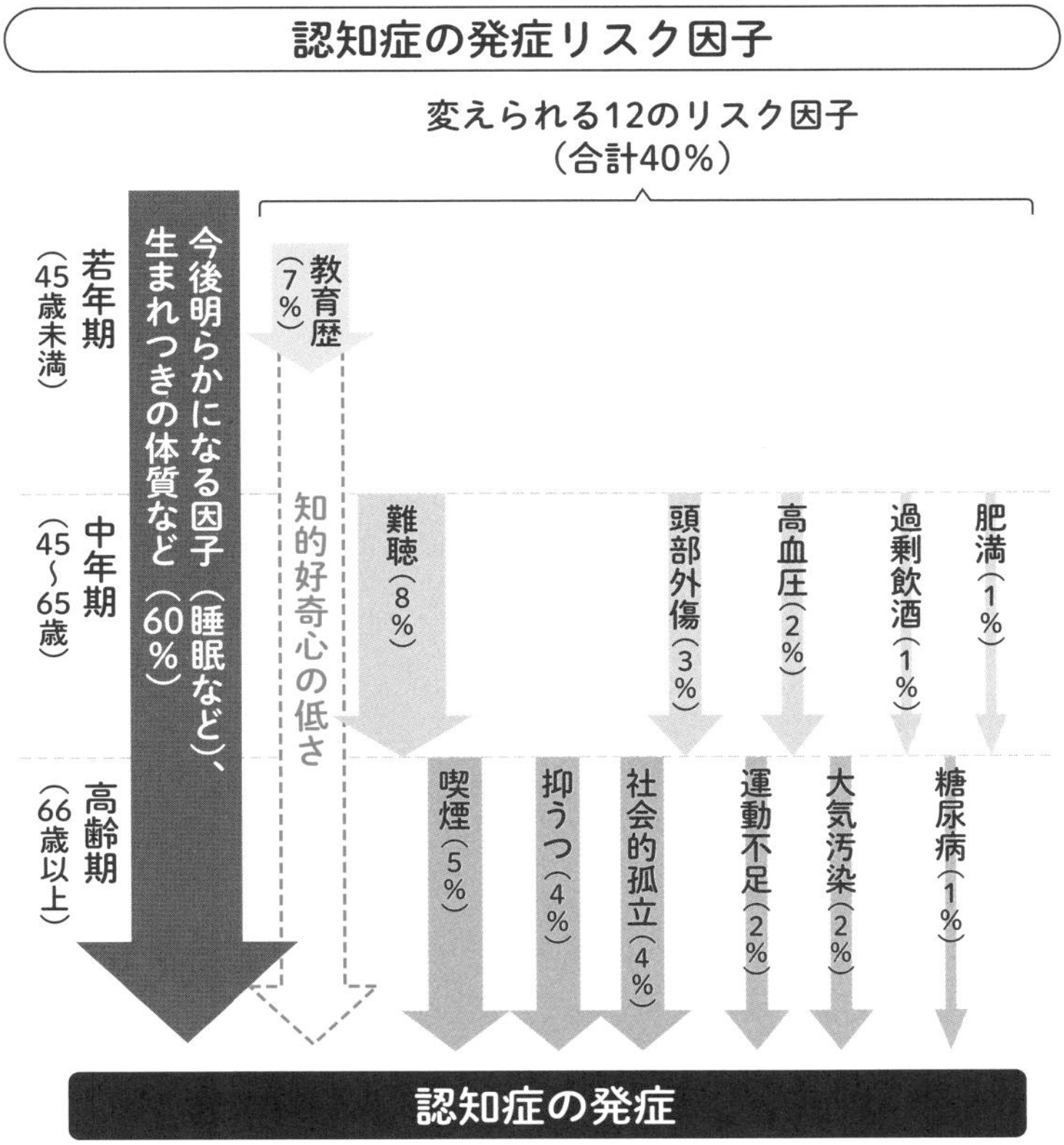
認知症の発症リスク因子
変えられる12のリスク因子
（合計40％）
若年期（45歳未満）
中年期（45〜65歳）
高齢期（66歳以上）
今後明らかになる因子（睡眠など）、生まれつきの体質など（60％）
教育歴（7％）
知的好奇心の低さ
難聴（8％）
頭部外傷（3％）
高血圧（2％）
過剰飲酒（1％）
肥満（1％）
喫煙（5％）
抑うつ（4％）
社会的孤立（4％）
運動不足（2％）
大気汚染（2％）
糖尿病（1％）
認知症の発症

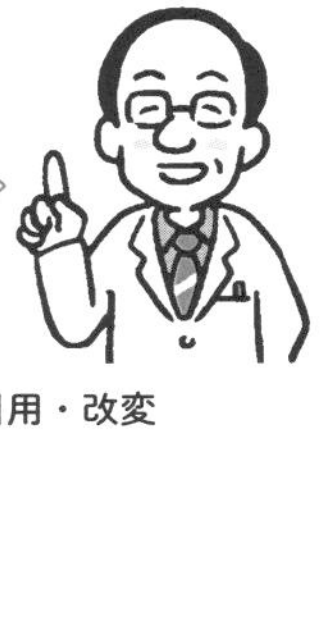
この12因子は現時点で確実にわかっているものです。今後の研究の進展により、残りの60％の中から新たなリスク因子が出てくる可能性は十分にあります！

Livingston G, et al.:Lancet. 2020; 396(10248): 413-446より引用・改変

その結果をまとめたものが前ページの図です。ライフステージを３つ（若年期、中年期、高齢期）に分け、それぞれの時期で気を付けるべきことがわかるようになっています。

この中で一番数字が大きいリスクは「中年期（45～65歳）の難聴」（８％）です。８％とはどういうことかというと「中年期に難聴になる人が誰もいなかったなら、認知症になる人は全体の８％減るはずだ」という意味です。

難聴のほかにも、喫煙（５％）、抑うつ（４％）、高血圧（２％）などのリスク因子もあります。これら**12のリスク因子を足し合わせると40％**にのぼります。

たかが40％？　されど40％！

「たったの40％」と思いますか？　いえいえ、40％という数字はとても大きいものです。**放っておけば５人が認知症になっていたところ、予防すればそのうち２人は認知症を発症せずに済む**ということですから。

日本では2025年には認知症の人が約700万人にのぼり、「高齢者の5人に1人が認知症になる」といわれています（＊8）。ごく単純な試算ですが、もし日本人すべてに12のリスク因子がなかったなら、700万人の40％、つまり280万人が認知症にならなくて済み、認知症になるのは「高齢者の9人に1人」で収まる計算になります。

しかも、認知症は一度発症すると完治することはなく、じわじわと自立した生活を奪う病気ですから、いずれ家族や介護者の手助けが必要となります。そう考えると、280万人が認知症にならずに済むということは、その何倍もの人々に影響を与え得るということです。この**社会的インパクトは非常に大きい**ですよね。

睡眠とか…？　残りの60％はどうなの？

ここで多くの方が気になるのは、残りの60％の認知症リスクについてはどうなのか、ということではないでしょうか。私たちが努力して変えられるのは40％しかなくて、残り60％は諦めるしかないのでしょうか？

いえいえ、そんなことはありません。この40％という数字は近年までの認知症予防研究を総ざらいして「これは確実だろう」といえるものだけを集めた数字です。**これからの研究の進展により、もっと「これは確実だろう」といえるものが増えてくる**だろうと、私は考えています。

例えば、注目を集めているのは「睡眠」です。アルツハイマー型認知症では脳内にアミロイドβというタンパク質が蓄積してしまいますが、良い睡眠が取れている人ではこのタンパク質が溜まりにくく、睡眠の質が悪い人では溜まりやすいという研究結果が出ています（＊9）。つまり、**睡眠の質を向上させることが認知症の予防につながる**という可能性が示されているのです。

では、なぜ今回紹介した12の認知症リスク因子のなかに睡眠が入っていないのでしょうか。それはまだ研究が発展途上にあり、確実な証明ができていないからです。今後、認知症と睡眠の研究が進めば、いずれこの仲間入りをすると思います。

睡眠のほかにも、世の中には「認知症に良い」とされているものが色々紹介されています。それらの中には、ここで紹介したような「確実な」リスク因子があれば、研究が発展途上で「可能性があるが確実とはいえない」というものもあります（睡眠や視力低下などがそれに当たります）。なお、なかには、ほとんど研究がされていないのに、「これで認知症予防ができます」と紹介されている場合もあります。

このように世の中の認知症予防に関する情報は玉石混交ですが、**本書で取り上げているは12のリスク因子は確実性の高いもの**であると捉えていただければ幸いです。

認知症を100％予防できる日は来る？

それでは、認知症を100％予防できる日がいつか来るのでしょうか？

その実現を私も願わずにはいられませんが、残念ながらあまり現実的な望みではないようです。生まれつきの体質によって認知症になりやすい人が一定数いるからです。

その最も代表的なものに「**アポE遺伝子**」があります。この遺伝子はアミロイドβの蓄積と関係していて、遺伝子の型によって「普通」「やや蓄積しやすい」「蓄積しやすい」の3パターンがあります。このうち蓄積しやすい型では7％のリスクがあると計算されています（＊7）。今のところは認知症予防のために遺伝子を変えることはできません。同様に「どうしようもない因子」が他にもいくらか含まれていると考えられます。ですから、**認知症を100％予防できる日は来るとはいえません。**

しかし、「100％でないなら何もしなくていい」というわけではありませんね。いま確実にわかっている40％の対策を講じた後で、残りの60％についても考えていけばいいのではないでしょうか。

科学的に正しい認知症予防法とは？

さて、認知症予防として当面は12の認知症リスク因子（40％）を優先して対策をすることが、科学的に理にかなった認知症予防だということがおわかりいただけると思います。それでは、具体的には何をすればよいのでしょうか。

【科学的に理にかなった認知症予防】

Ⓐ自分に当てはまっている認知症リスク因子を知り、日常生活を変えて、それを取り除くこと

Ⓑまだ当てはまっていないリスク因子については、今後も該当しないように、少しずつ対策を行うこと

私は、これらのⒶ、Ⓑに同時に取り組むことが、現時点で認知症の予防のために重要だと考えています。

Ⓐについては、8ページの「認知症リスクチェックシート」と講義2（47ページ）で、ご自身のリスク因子とその対策を確認できるようにしています。

Ⓑについては、認知症リスク因子が12個もあるため、日常生活で、今は当てはまっていないリスクにまで気を付けることは大変ですよね。

そこで、講義3（117ページ）でも紹介する、「3つの習慣」（認知症予防のための運動・知的活動・コミュニケーション）を実践して、リスク因子の大半をカバーすることを提案します。

次ページの図をみてください。ここでは12の認知症リスク因子とその関連性について矢印で示しています。そして、これらのリスク因子のほとんどは、運動の円、知的活動の円、コミュニケーションの円の3つでカバーできていることが感覚的におわかりいただけると思います。

つまり、この3つの習慣に気を付けていればいいのです。とりあえず3つだけなら

12のリスク因子と３つの習慣の関係

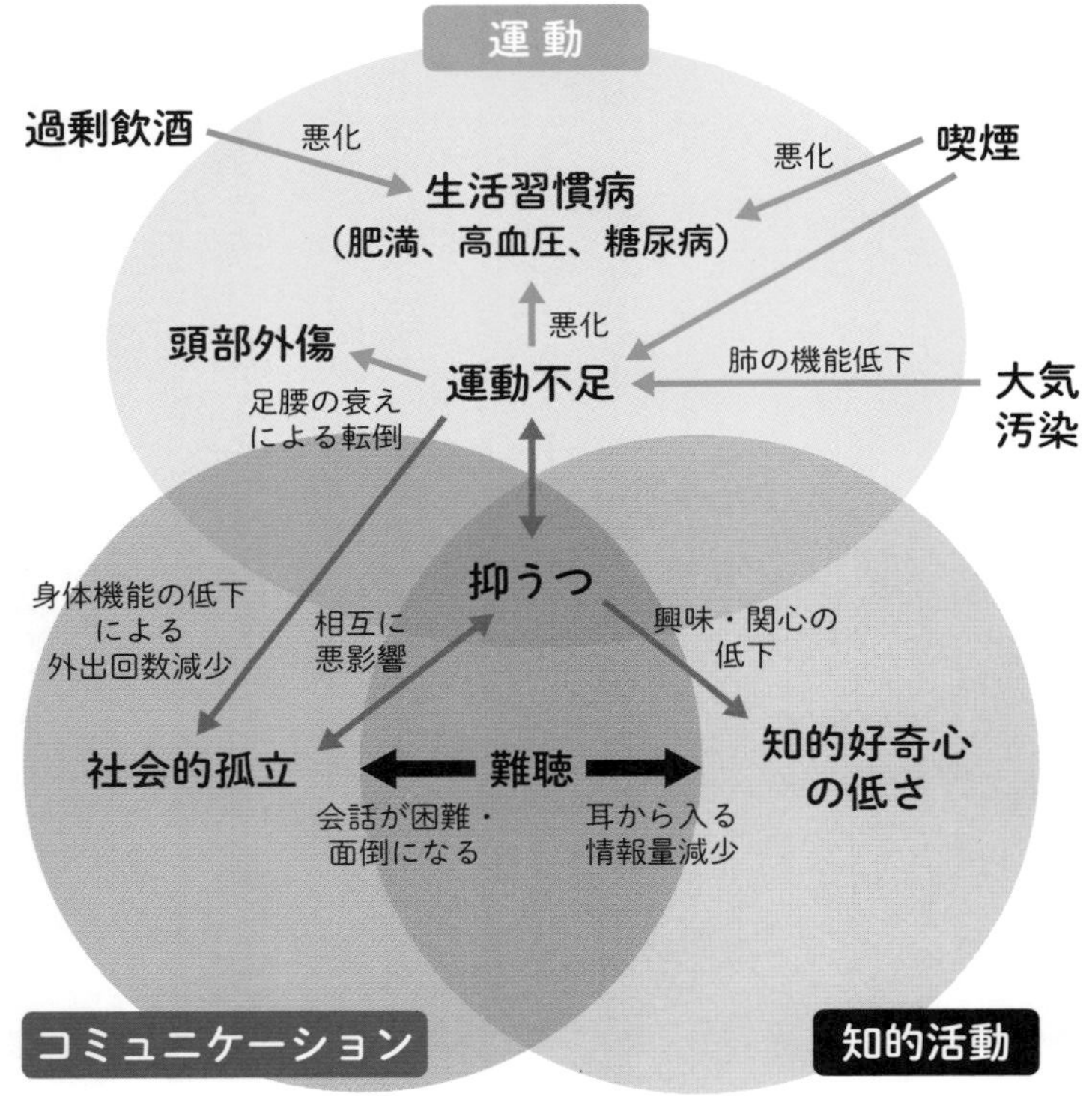

運動
過剰飲酒
悪化
悪化
喫煙
生活習慣病
（肥満、高血圧、糖尿病）
悪化
頭部外傷
運動不足
肺の機能低下
大気汚染
足腰の衰えによる転倒
抑うつ
身体機能の低下による外出回数減少
相互に悪影響
興味・関心の低下
社会的孤立
難聴
知的好奇心の低さ
会話が困難・面倒になる
耳から入る情報量減少
コミュニケーション
知的活動

運動・知的活動・コミュニケーションの
３つに気を付けて生活することは、
自然とこれらのリスクに対応することに
なります。

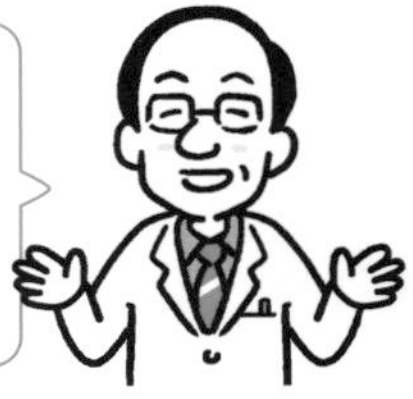

できそうな気がしませんか？

しかも、3つの習慣の組み合わせについては、私たちが認知症予防の効果があることを科学的に証明しています。次ページからの講義1―3で3つの習慣に着目して開発された「とっとり方式認知症予防プログラム」について紹介するとともに、その認知機能改善効果を詳しく解説していきます。

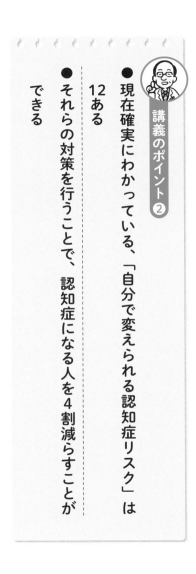

講義のポイント②

- 現在確実にわかっている、「自分で変えられる認知症リスク」は12ある
- それらの対策を行うことで、認知症になる人を4割減らすことができる

科学的に証明済！「とっとり方式認知症予防プログラム」

私たちは長年にわたる実践で練り上げてきた認知症予防のノウハウを生かして、２０１６年度から、鳥取県と日本財団との共同プロジェクトの一環として「**とっとり方式認知症予防プログラム**」を開発しました。そして、約１年かけて試験を行い、このプログラムが認知症予防に効果があることを実証しました。

このプログラムこそが、まさに認知症予防のための運動・知的活動・コミュニケーションを効果的に組み合わせたものだったのです。運動を50分した後に、コミュニケーション（休憩）もしくは座学の時間を20分とり、知的活動を50分間行います。この2時間のプログラムを、週にたった１回のペースで半年間行っただけで**認知機能を向上させることができました**（＊10）。

また、認知機能だけでなく、手足の筋力や柔軟性など、**身体機能の向上も得られま**

とっとり方式認知症予防プログラム

プログラムの内容

- 週１回、２時間のペースで、以下の内容を24週間実施
- 対象はMCI（軽度認知障害）の方々で、
  １教室当たりの人数は、12～15人

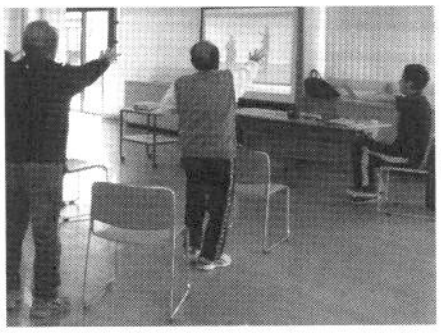

① 運動（50分）

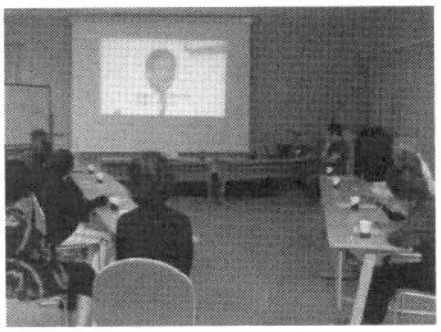

② 座学（4週間に1回）
または、休憩（20分）

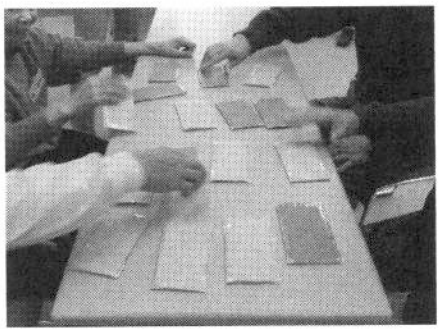

③ 知的活動（50分）

プログラムによる認知機能の変化

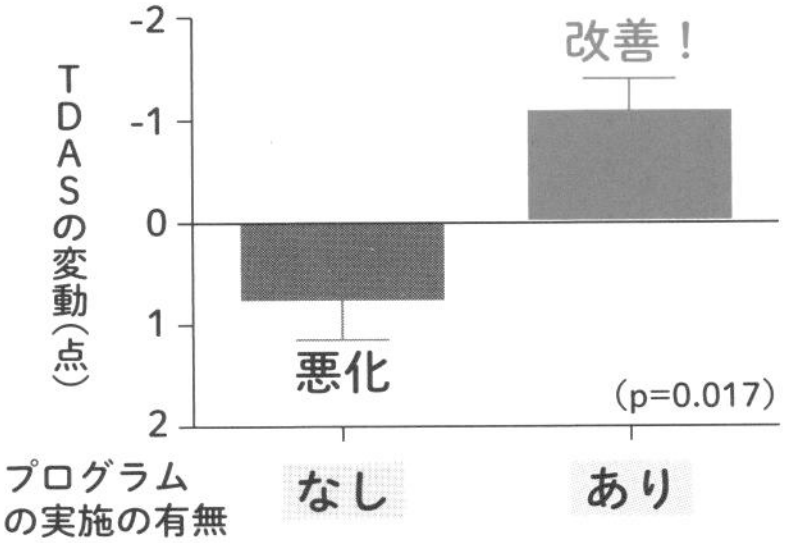
TDASの変動（点）
-2
-1
0
1
2
改善！
悪化
(p=0.017)
プログラムの実施の有無
なし
あり

TDASとは
- タッチパネル操作で簡便に認知機能の評価ができる
- 認知機能が高いとTDASの点数は低くなる

グラフは文献＊10より作成

（グラフ：平均±SE）（統計：Mann-Whitney U検定）

約半年間の実施でも、MCIの方々の認知機能の改善がみられました。

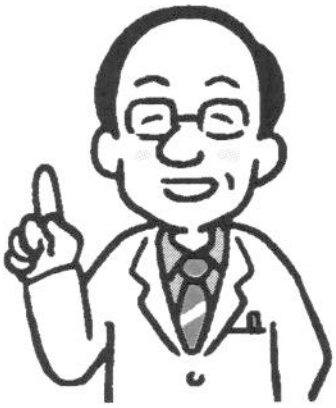

写真・データ：鳥取県提供

プログラムによる身体機能の変化

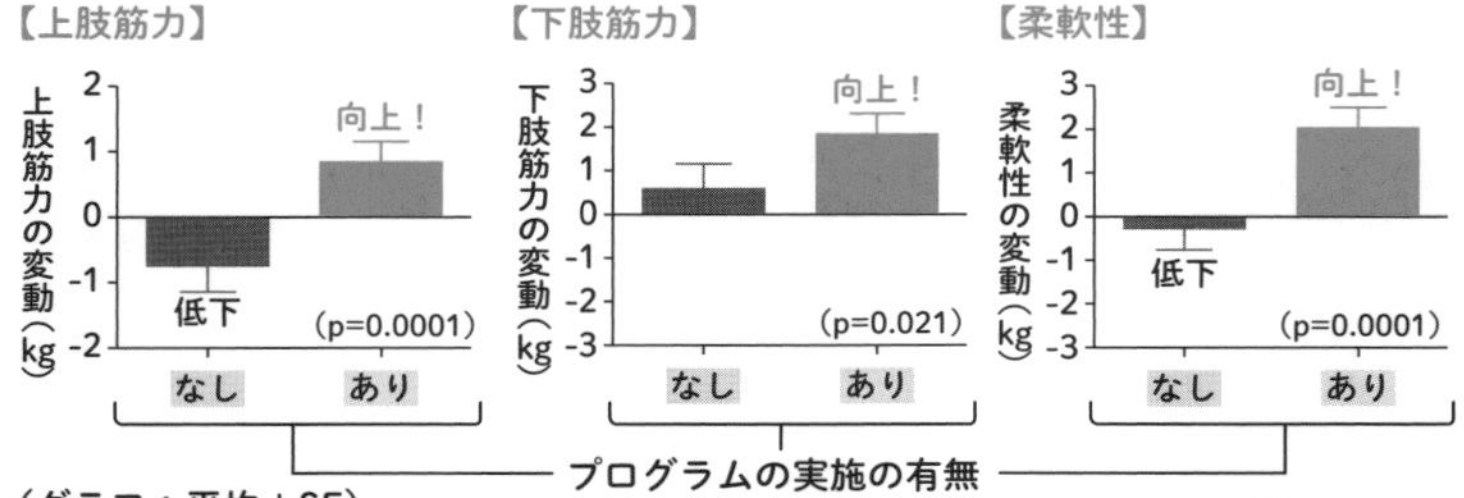
【上肢筋力】
上肢筋力の変動（kg）
2
1
0
-1
-2
向上！
低下
(p=0.0001)
なし
あり
【下肢筋力】
下肢筋力の変動（kg）
3
2
1
0
-1
-2
-3
向上！
(p=0.021)
なし
あり
【柔軟性】
柔軟性の変動（kg）
3
2
1
0
-1
-2
-3
向上！
低下
(p=0.0001)
なし
あり
プログラムの実施の有無

（グラフ：平均±SE）
（統計：Unpaired-t検定、Mann-Whitney U検定）
グラフは文献＊10より作成　　データ：鳥取県提供

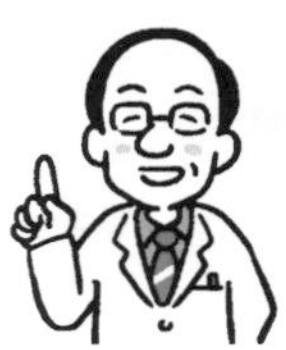

認知機能だけではなく、
手足の筋力や体の柔軟性も向上しました。

した。これはとても重要なことです。

なぜなら、身体機能が落ちると、歩くのがしんどく（下肢筋力の低下）、物をもつのが大変になり（上肢筋力の低下）、着替えなど出かけるための準備（柔軟性の低下）などが億劫になりやすいからです。そうすると自然と外出の機会が減ってきます。出不精になって家に閉じこもる生活……これはまさに認知症リスクになります。**身体機能の低下は認知機能が落ちる原因になる**のです。

一方で、**認知機能の低下は、身体機能が落ちる原因になります**。認知機能が衰えると、一人で外出することが少し難し

認知機能と身体機能は車の両輪

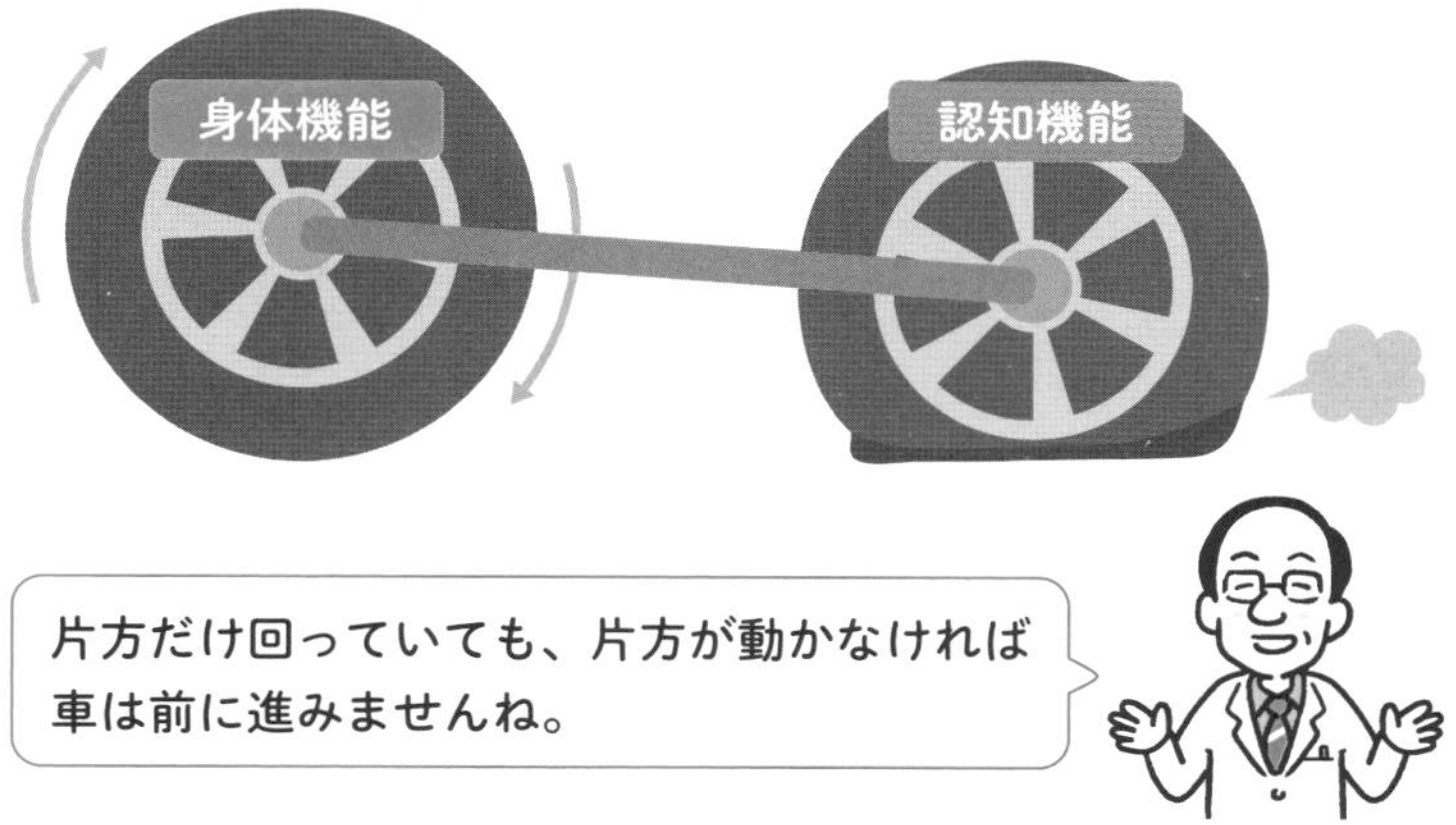
身体機能
認知機能
片方だけ回っていても、片方が動かなければ車は前に進みませんね。

くなってきます。乗るはずだった電車に乗れない、地図通りに目的地に着くことができない、買うはずだったお土産を買い忘れた等々……いつしか外出が苦痛になり、だんだん出不精になってきます。そして運動不足により身体機能が落ちてきます。

運動機能が衰えると転倒しやすくなり、頭部外傷（認知症リスクの一つ）や骨折を起こします。寝たきりとなり、さらに認知機能が下がるという悪循環が起こりえます。

このように、**認知機能と身体機能は「車の両輪」**の関係になっているのです。認知機能と身体機能は相互に影響を及ぼし合うものなので、**この両方に効果がある方法こそが、認知症予防の王道**だと私は考えています。

しかも、認知機能と運動の両面に効果のあった「とっとり方式認知症予防プログラム」は、実は軽度認知障害（MCI）疑いの人、すなわち認知症まで一歩手前の段階であった人を対象にしたものでした。

つまり、**普通の人より認知機能が下がっている人でも、週にたった2時間のプログラムを半年続けただけで効果を得ることができた**ということです。半年といわずもっと長く続けていたなら、より高い効果が得られたはずです。さらにいえば、MCIに至っていない若いうちから12の認知症リスク因子への対策と運動・知的活動・コミュニケーションの3つの習慣を実践したときの認知症予防効果と、その社会的なインパクトは非常に大きいと確信しています。

なお、先ほど説明したように「とっとり方式認知症予防プログラム」はMCIの人（平均年齢77歳）を対象としたものです。もしかすると、認知機能が正常の方、まだ若い方がこのプログラムをそのまま実践するのは、少し簡単すぎるかもしれません。

ですから本書では、読者の皆様それぞれの生活に合わせてアレンジができるようにした認知症予防のための運動・知的活動・コミュニケーションの方法を「3つの習慣」として講義3でご紹介しています。

さあ、認知症の予防を今日から始めましょう！

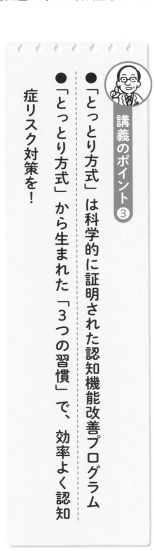

講義のポイント③

- 「とっとり方式」は科学的に証明された認知機能改善プログラム
- 「とっとり方式」から生まれた「3つの習慣」で、効率よく認知症リスク対策を！

認知症を研究することが「異端」であった時代（〜1980年代）

私は、東京ディズニーランドが開園した1983年に医師免許を取り、認知症を中心とした神経内科を専門に、35年以上にわたり教育や臨床、研究に携わっています。

しかし、最初は小児科の開業医を目指していたのです。幼少の頃、私は病弱で小児科通いが欠かせませんでした。昔は子どもが泣くと親を叱るような怖い医師が多い中、幸いなことに森先生という優しい先生に出会い、自分のことを差し置いて患者さんのために診療をする姿に感銘を覚えました。将来は森先生のような小児科医になりたいと志し、出身地の岡山県から鳥取大学医学部に進学しました。

しかし、私が医学部を卒業した後に選んだのは、小児科ではなく、「飯が食えない」と揶揄されていた大学の脳神経内科の医局でした。

その理由は、鳥取大学は全国的にも脳の研究が進んでいたことと、脳神経内科の教授である高橋和郎先生の人柄に惚れ込んだからです。先生の人気講義を受けて「今は注目されていない分野かもしれないが、これから必ず脳の時代が来る」と確信しました。

さて、脳神経内科に入局すると高橋先生から「君は認知症の研究をしなさい」と言われ、「参ったな……」と思いました。というのも、認知症は35年前には見向きもされない病気でした。当時は画像診断（CTやMRI）が未発達でしたから、認知症の中で最も多いアルツハイマー病であっても、お亡くなりになった後に解剖して初めて診断できるような状況でした。当然、治療法もなく、臨床医を目指した自分にはとても興味が持てない病気でした。

こうして私は、当時、異端であった認知症研究をすることになりました。小児医療を志していた若者は、何の因果か真逆の、高齢者と向かい合う医師になったのです。

高橋教授のアドバイスもあり、「認知症の人が地域にどのくらいいるかを調べる疫学研究」を5年間にわたり行いました。鳥取県の大山町、岸本町、海士町の協力を得て、65歳以上の住民がいるお宅を見知らぬ若造が訪問するのです。それでも住民の皆様は歓迎してくださり、必ずお茶と饅頭を出してくれました。

そして私は大きな発見をしました。初年度はもの忘れが少しある程度だった人が、

5年経つと重い認知症になっていたのです。そこから「認知症は軽いもの忘れから始まり、数年かけて悪化していく病気」であると気付いたのです！……そんなこと今では当たり前ですよね。しかし、当時の医師が診察室で出会う認知症の人は、かなり症状が進んで、家族の手に負えないような人ばかりでしたので、このことは知られていなかったのです。

この気付きから、「症状が軽いのなら、悪化しないよう予防できるのではないか。いや、認知症の発症を予防することすら可能ではないか」と思うようになりました。

もうひとつ、この疫学研究で得たものがあります。まれに、訪問中に腐った饅頭を出されることがありました。出した人はどうも匂いがわからず、腐っていることに気付いていないようでした。ここから、もの忘れの前に嗅覚障害が起こるケースがあることを知りました。これが認知症予防のためのアロマセラピーの開発につながりました。

この疫学研究のおかげで、診察室の中にいるだけでは知り得なかった事実を知ることができました。また、認知症予防の可能性を感じ取るきっかけにもなりました。地域の高齢者との交流を通じて、大きな研究のヒントが得られたと感謝しています。

講義 2

発症原因の40%を占める「認知症リスク因子」の減らし方

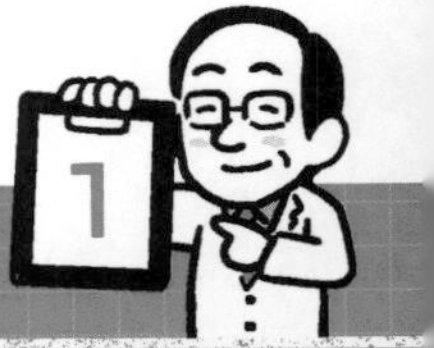

難聴（聴力低下）発症リスクの8%

いま、認知症発症リスクの中でも**難聴（聴力低下）**が注目されています。実はこれまで認知症の専門家の間でもさほど重要視されていなかったのですが、2017年に出た論文（＊11）で、**認知症発症の最も大きいリスク因子**として示されたことから、関心が集まるようになりました。

中年期（45〜65歳）に難聴になると、認知症の発症リスクは**1・9倍**に高まります（難聴がない場合を1倍とした値）。そして、もし、中年期に難聴になる人がいなかったら、認知症になる人を**8%**減らせると推計されています（＊12）。

私も鳥取県で行った疫学調査などで聴力低下が認知症リスクになり得ると気付いており、30年前にそのことを学術雑誌で報告していました（＊13）。

難聴が認知機能を下げる

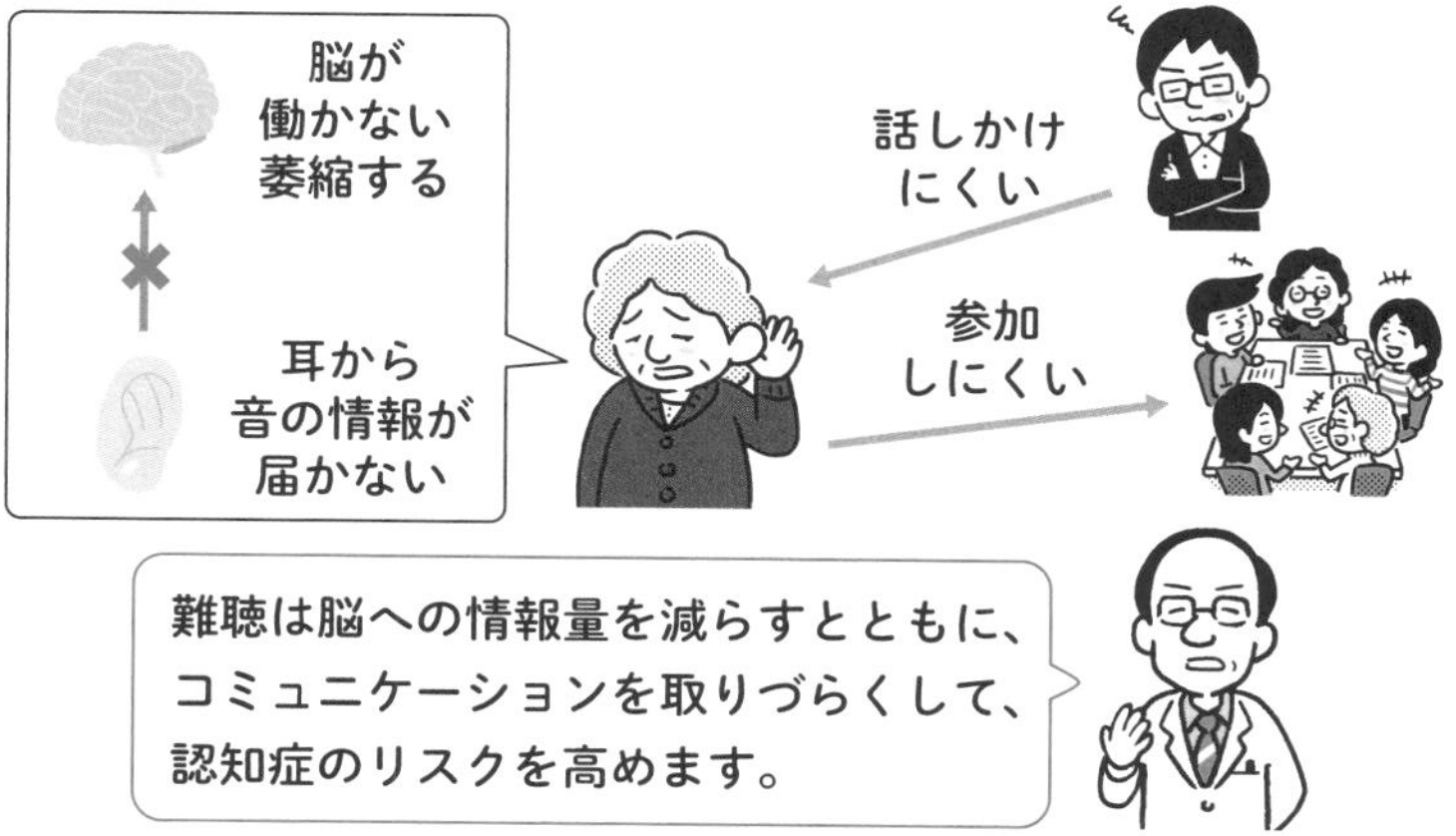
脳が
働かない
萎縮する
耳から
音の情報が
届かない
話しかけ
にくい
参加
しにくい
難聴は脳への情報量を減らすとともに、コミュニケーションを取りづらくして、認知症のリスクを高めます。

例えばこんなことがありました。町の会議に積極的に参加していた方が、あるときから全く参加しなくなったのです。その理由は、耳が遠くなったことが原因でした。みんなで話し合っていることが、よく聞き取れません。1～2回ならまだしも、何度も聞き返すと周りも変な目で見てきます。そんな状態が心苦しくなっていたのです。そして、その人は町のために意見を言うという社会的な役割をなくしてしまいました。

このようにして**社会的な役割を失って孤立し、外出の回数が減ると、認知症リスクが高まってしまいます。**

また、聴力低下は家族や周りの人たち

にも負担がかかります。本人に聞こえるようにいつも大きな声で話すのは疲れますから、話す内容が必要最小限になってきて、**会話の機会が減ってしまいます。**

また、**難聴のせいで脳に伝わる音の情報が少なくなると、そのぶん脳が使われなくなって、脳の萎縮をもたらします。**運動していないと筋肉がどんどん減ってしまうのと同じように、音を聞き、その内容を判断し、適切な対応をするという脳の機能が衰えてしまうのです。

視力と比べると聴力は軽視されている？

脳への情報インプット量が減るという意味では、聴力のみならず**視力低下**も大きな割合を占めています。実際に視力が悪いほど認知症が増えることが示されています（＊14）。ただし「人間は感覚の8割を視覚に頼っている」といわれるほど視力は大事な感覚ですので、眼鏡などで矯正するのが当たり前になっています。すでに多くの人が対策をしているせいか、今回の12の認知症リスク因子としてはリストアップされていません。

では、聴力についてはどうでしょう。高齢になったら耳が遠くなるのが普通と思い、年のせいにして放置しているケースが多いと思います。本人・家族はもちろん、耳鼻科医を含めた大半の人に「補聴器は難聴がかなりひどくなってから、やむを得ず付けるもの」という意識があるのではないでしょうか。

しかし、**認知症予防の観点からは、聴力も視力と同じくらい、早期から気を配ってほしい**のです。目と耳を大事にする生活が習慣化してくれればいいと考えています。

聴力を守るための方法

聴力の衰えは40代頃から始まり、高い音から聞こえにくくなります。そして60代になると、高音域だけでなくもっと低い、生活でよく使う音も聞こえにくくなってきます。**75歳以上になると約7割の人が難聴になる**といわれています（＊15）。

難聴になる理由は色々ありますが、加齢によって耳の中にある音を感じる細胞（有毛細胞）が衰えたり数が減ったりすることが原因のひとつです。この細胞を長年にわたり酷使し続けると、より加齢による難聴になりやすくなります。

聴力低下を防ぐ方法

耳のOK習慣 ○

- 騒音がある場所では防音具を活用する
- 静かな場所で耳を休ませる
- 定期的な聴力検査
- 聞こえにくくなったら耳鼻科に相談
- 補聴器の導入はお早めに

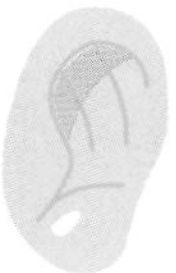

耳のNG習慣 ✕

- テレビや音楽を大音量で聞く
- 騒音のあるところに長時間いる

若いうちから「耳の使い過ぎ」を改め、耳の健康に気を配りましょう。

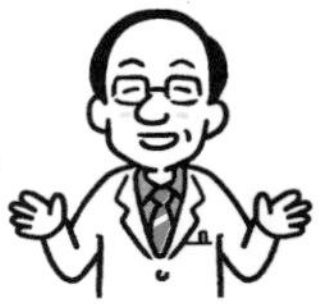

まずは、テレビの音声や音楽などを大音量で聞いたり、常に騒音があるところで仕事・生活をしたりすることを避けましょう。防音具（耳栓、イヤーマフ）も活用してください。また、静かな場所で耳を休ませる時間を意識してつくるようにしましょう。

また、病気（中耳炎、突発性難聴など）や一部の薬剤の副作用などで難聴になることもあります。目が見えにくくなったら眼科に行くのと同じように、**聞こえにくくなったなと思ったら耳鼻科にかかる**ようにしてください。定期的に聴力検査を受けることも大事です。

そして、年を取って聞こえが悪くなってきたと感じたら、そのままにせずに**なるべく早く補聴器を付ける**ようにしてください。認知機能が低下してからだと、聞こえの調整がしにくいですし、付け慣れない機器を嫌がって外してしまうことが多いのです。また、自分に合った補聴器に出合い、うまく調整ができるようになるまでに時間がかかります。というのも、補聴器は基本的に音量を上げる機器ですから、生活の中の不快な音まで大きくしてしまいます。その方の聴力や生活に合わせてちょうどよいレベルにうまく調整し、慣れていく時間が必要なのです。

補聴器メーカーの方でも努力して、ただ音量を上げるだけでなく、音の質も良くするような機器の開発が進められています。せっかく高機能の補聴器を買ったのに「うまく使いこなせない……」という状況にならないためにも、早めの導入をお勧めします。

補聴器選びは、補聴器専門医・認定補聴器専門店に相談

補聴器を購入する際には、信頼できるプロとじっくり相談してください。日本耳鼻咽喉科学会では4000人以上の「補聴器相談医」を認定し、リストを公表していま

す（＊16）。また補聴器の販売店については、公益財団法人テクノエイド協会が認定補聴器専門店を認定しており（＊17）、そこには認定補聴器技能者という資格者が在籍しているはずです。

なお、難聴になれば補聴器を付けるという対応が一般的ですが、近年では補聴器を付ける前に「聴力のリハビリ」をするという発想が出てきており、色々な音を聞き分ける訓練などが試行されています。手足のリハビリがあるように、聴力のリハビリが一般的になる日が来るかもしれません。

ともあれ、現状でできることとしては、**若いうちから耳にやさしい生活を心がけ、定期的に聴力検査を受けて、聞こえが悪くなったら早めに補聴器を使う**ということがベターだと思います。

また、この本をご家族の認知症予防のために読んでくださっている方へのアドバイスとしては、テレビやラジオのボリュームが以前よりも大きいとか、普通の声で話しかけても聞こえなくて、少しコミュニケーションに気まずさを感じるようになったら、**聞こえの状態をチェックするタイミング**です。難聴を年のせいにせずに、早めに対策を講じることが認知症予防のために重要です。

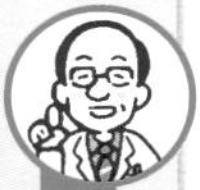

講義のポイント①

- 難聴は「コミュニケーション」と「耳から脳への刺激」を減らし、認知症のリスクとなる
- 難聴を防ぐには、耳を酷使しない（大音量を避ける）、静かに休ませる、聴力検査を定期的に受けることが大事
- 聞こえにくさを感じたら、早めに耳鼻科へ！

2 社会的孤立 発症リスクの4%

すでに解説した難聴（聴力低下）と同様に、**社会的孤立も大きな認知症リスク**です。もし、あなたが高齢期（66歳以上）で社会的に孤立してしまったら、認知症の発症リスクは**1.6倍**に高まります（社会的孤立がない場合を1倍とした値）。社会全体で高齢期の社会的孤立を防げたなら、認知症になる人は人口の**4%**減らせると推計されています（＊18）。

外に出て**他者とコミュニケーションを取るのは、人間ならではの高次な脳機能をフル稼働する**行為です。例えば会話では、相手の声を聞き取り、表情やしぐさを見て話の内容を理解し、その意図を把握したうえで適切な返事を考え、発語し、身振り手振りで気持ちを伝えます。これを何往復もするわけです。このように書き出してみると、会話をしている人はとてもよく脳を使っていることがわかりますね。

社会的孤立が認知機能を低下させる

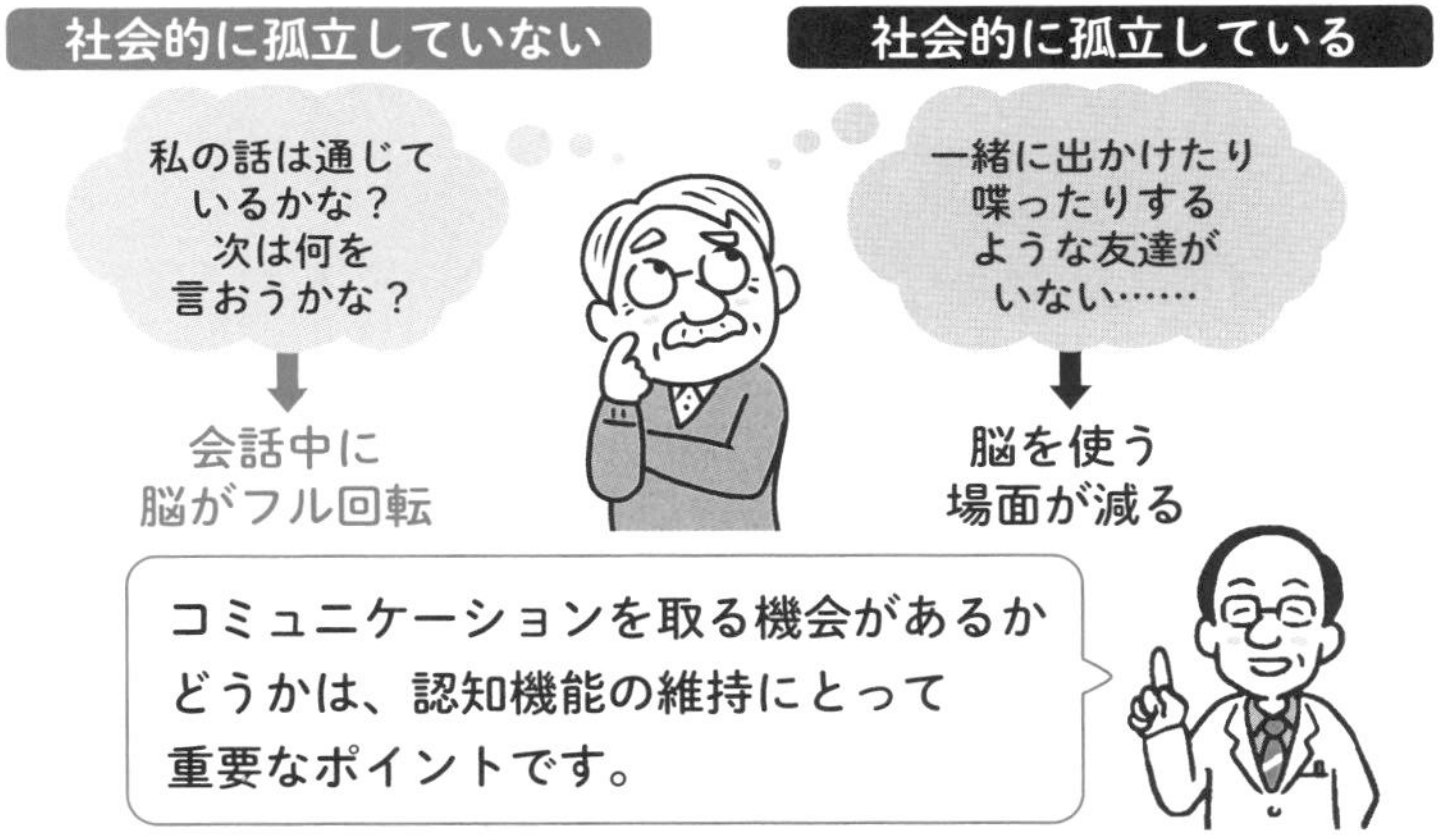
社会的に孤立していない
私の話は通じているかな？次は何を言おうかな？
会話中に脳がフル回転
社会的に孤立している
一緒に出かけたり喋ったりするような友達がいない……
脳を使う場面が減る
コミュニケーションを取る機会があるかどうかは、認知機能の維持にとって重要なポイントです。

しかし、**他者とのコミュニケーションの機会は、年を取るにつれ自然と少なくなってきてしまう**ものです。男性に多いのは、リタイア後に仕事以外で会える知り合いがいないことに気付くパターンです。

女性についても、一緒によく外出したり会話したりしていたお友達が足腰を悪くしてしまうなどでだんだん一緒に出かける相手がいなくなってくるものです。気付けば何日も家から出ていない、誰ともおしゃべりをしていないという状況になりがちです。

このような状況のことを「**社会的孤立**」といいます。

社会的孤立は、現代の日本社会における問題点のひとつです。核家族化が進み、高齢者は社会から切り離されやすく、孤立しやすいという社会的な環境があるのです。これは認知症予防の観点からも非常に問題であり、認知症の専門家はもちろん、医療や介護、福祉に関わる人々が頭を悩ませていることです。

社会的孤立を防ぐには「出不精」対策を

認知症のリスクとなる社会的孤立を防ぐために、自治体や医療機関などでは高齢者の居場所づくりを進めています。実際に私たちが鳥取県で始めた認知症（介護）予防教室も、毎週通ってもらうことでコミュニケーションの機会を提供するとともに、外に出る習慣を付けてもらうことも狙いのひとつです。

いったん出不精になってしまうと、外出への敷居が高くなって機会を失ってしまいます。ですから、買い物でも趣味の習い事でも友達との遊びでも、何でもいいので**定期的に外に出る用事をつくる**ことが大事です。それが習慣化してくると、他の機会にも「じゃあ出てみようか」という気持ちになって、腰が軽くなってくるということがあります。

出不精になりがちなら、趣味を持とう！

「出不精だけど、仕事をしているしまだ大丈夫」という人も、今のうちから**趣味などの定期的な用事をつくってください。**

特に会社人間として仕事一筋で過ごしてきて、仕事以外に出かける用事がないというような人は、ぜひ今のうちから興味を持てそうなものに色々挑戦してみてください。

どんな趣味がいいかは人それぞれですが、他者とのコミュニケーションが取れたり、外に出たりする機会が持てるようなものが望ましいでしょう。

あえて示すとすれば、**お勧めの趣味は音楽や絵**です。日本認知症予防学会では、認知症予防に良いといわれていることについて、科学的根拠（エビデンス）を確認して審査し、認定する仕組みがあります。その認定を受けたものの中に音楽療法や臨床美術療法があります。

音楽の趣味の中でも、楽器演奏が認知機能にとても良い影響を及ぼすと判定されました。

若い頃にピアノを弾いていたとか、バイオリンを習っていたことがあれば、演奏の仕方をそれなりに覚えておられるのではないでしょうか。一人で演奏するときも手先や耳をよく使い、脳が活性化しますが、さらに習い事やサークルなどで仲間と一緒に演奏するような機会が持つことができれば、コミュニケーションにつながりますし、社会的孤立も防げます。

また先日、私が診察させていただいた方は、新たに大正琴を習い始めたとおっしゃっていました。今までに経験のない楽器を演奏することは、脳にも様々な刺激を与えることになりますので、私は「それはいいことですから、ぜひ頑張ってください」と応援しました。

楽器を演奏するのは少しハードルが高いようなら、**歌を歌うこともお勧め**です。感染予防に気を付けないといけませんが、カラオケを楽しむとか、好きな音楽を聴きながら一緒に口ずさむなどしてみてはいかがでしょうか。ただ音楽を聴くだけでなく、楽器や歌で自分も音楽の一部に関わるような形がより良いと考えています。

また、**絵を描くことも音楽と並んで認知症予防に良い**といわれています。一人で黙々と描くのもいいですが、仲間と外に出て写生をしたり、習いに行ったりすると、社会的孤立を遠ざけることにつながります。もし、絵を描くことが苦手なら、塗り絵でもいいです。近年では大人向けの塗り絵が販売されていて、色々な絵柄が選べます。もしくはカメラやスマホを持って外出し、お気に入りの一枚を撮影するのもいいですね。

遠出や旅行など、知らない土地へ行こう！

また、遠出や旅行などで**見知らぬ土地や行き慣れていない場所に行く**のもお勧めです。よく女性は友人と連れ立って旅行に行きますが、これが知らず知らずのうちに良い認知症予防になっています。たくさん歩けば運動になりますし、楽しいおしゃべりでコミュニケーションも取れます。また、慣れない場所で予定通りに、または臨機応変に行動するということは、脳がとてもよく働かないと実行できません。

例えば旅先で公共交通機関を利用するとして、特に都会では地下鉄やバスの乗り方が複雑ですよね。どれに乗ったらいいのかわからず、職員さんも見当たらないとなったら、困ってしまいます。恥ずかしながら、私も海外で、行きたい方角と逆方向のバスに乗ってしまい慌ててしまった経験があります。

そう考えると、遠出や旅行は認知機能をはじめとした脳の機能をよく使う活動といえます。脳にとても良いので、ぜひ積極的にお出かけするようにしてください。

出不精と認知機能の関係には2つのパターンがある

ここで、出不精になってしまう理由について、知っておいていただきたいことがあります。それは「**出不精になって社会的に孤立し、認知機能が低下する**」というパターンと、「**認知機能が落ちたから出不精になって社会的に孤立する**」というパターンの2つがあるのです。鶏が先か卵が先かという話なのですが、後者の場合があることを認識していないと、本人も家族もつらい思いをしてしまう可能性があります。ご家族のためにこの本を読んでくださっている方は、特に気をつけてください。

具体的には、こんなことがありました。若い頃から囲碁をたしなみ、近所の人と楽しまれたり、碁会所に行ったり、公民館でやっているサークルに顔を出したりしてい

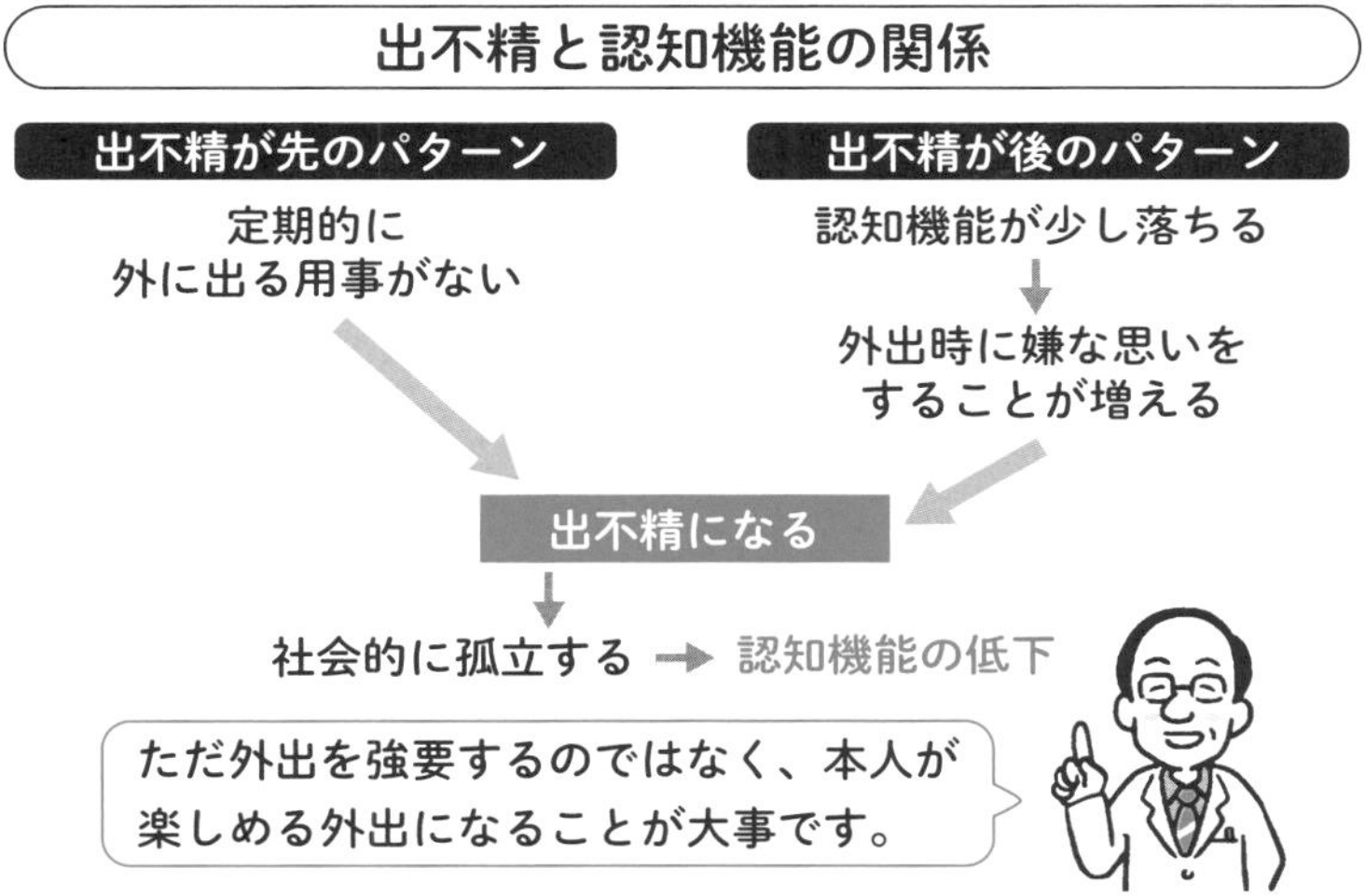
出不精と認知機能の関係
出不精が先のパターン
定期的に
外に出る用事がない
出不精が後のパターン
認知機能が少し落ちる
外出時に嫌な思いを
することが増える
出不精になる
社会的に孤立する
認知機能の低下
ただ外出を強要するのではなく、本人が
楽しめる外出になることが大事です。

るおじいさんがいました。けれど、近年ではめっきり外に出ようとしなくなりました。それを心配した妻が碁会所にまた行くように何度も勧めたのですが、本人は行こうとしません。

なぜかというと、**加齢によりもの忘れをするようになってきて、なかなか勝てなくなってきたから**です。せっかく読んでいた手を忘れたり、間違って別の手を打ってしまったりとかして負け続けてしまうと、**楽しくない**ですよね。

囲碁や将棋、麻雀などの勝負事は、物忘れが起こってくると、いつも負けるようになってしまいます。その状態で無理強いされるのは、本人にとって非常につらいことです。ちなみにその場合は、人間と対戦するのではなく、テレビゲームで相手のレベルを調整して、面白いと思える難易度で続けることを私は提案しています。

このように、**もの忘れが軽度認知障害（MCI）のレベルまで行ってしまっている人には、単に外出や趣味を勧めるのではなく、認知機能の状態に合わせて無理のないような工夫をしてあげることが大事**です。

そのような場合の外出先として、ご高齢の方なら自治体が実施している認知症・介護予防教室でもいいですし、NPO団体などが運営するサロンやカフェなどでも構いません。日本では全国各地で地域包括ケアシステムという枠組みの構築が進み、その一環として「高齢者の居場所づくり」が行われています。自治体のたよりなど、少し探せば地域にそのような場所はすぐに見つかるはずです。

大事なのは「楽しく外出する」こと

これまでの話をまとめますと、社会的孤立の対策としては、まずは**出不精にならないようにしておく**ことがひとつです。どんな用事で外出してもいいですが、お勧めなのは趣味を持つことです。**趣味で仲間と連れ立って外出するような機会を定期的に持つ**ようにすれば、認知症予防としても、人生の質としても最高ではないでしょうか。

ただし、認知機能が低下してくると外出時に失敗することが多くなり、出不精になりやすくなります。大事なのは「**楽しく外出すること**」です。そのことを家族や周りの人が理解し、サポートしてくれるのが望ましいです。近年では自治体などが高齢者（認知機能が低下した人を含め）の居場所を準備してくれています。そういった場も活用し、認知機能に合った形での外出を続け、出不精を防ぎ、社会的孤立を避けるようにしましょう。

講義のポイント②

- 他人とのコミュニケーションは脳をフル回転させる
- 年を取るにつれ、コミュニケーションの機会が減りがち
- 意識して楽しく外出できる用事（趣味など）をつくる

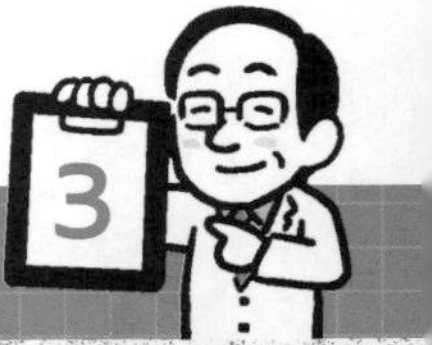

3 抑うつ（うつ病）発症リスクの4％

気分が落ち込んで、何をしても楽しくない、何もやる気にならない、生きることに何の意味もないと感じてしまうような精神状態のことを**抑うつ（気分）**といいます。これが長く続くようになると**うつ病**と診断されることがあります。

抑うつ気分では、趣味を楽しんだり、外出したりしようという気にはなりません。家に閉じこもってふさぎ込んでしまいます。人とのコミュニケーションはおろか、運動も知的活動も、認知症予防によい３つの習慣すべてが十分にできなくなります。**抑うつ気分は認知症予防の観点からは非常に良くありません。**

抑うつ気分のときの脳は働きが鈍り、神経に栄養が行き届きにくくなり、脳の記憶を司る部位（海馬）が萎縮してしまい、認知機能が低下しやすいことがわかっています。

もし、あなたが高齢期（66歳以上）に抑うつ気分（うつ病）になったなら、認知症の発症リスクは**1・9倍**に高まります（抑うつがない場合を1倍とした値）。そして、社会全体で高齢期に抑うつ状態になる人がいなかったら、認知症になる人は人口の**4％**減らせると推計されています（＊19）。

とはいえ、嫌なことがあったり、思うようにいかないことが多くなったりすると、誰もが抑うつ気分になります。特に**高齢者の場合は、配偶者（パートナー）や親友などを亡くすことがきっかけで、抑うつになりやすい**ものです。

抑うつ気分から脱するためのアドバイス

もし抑うつ気分に襲われたら、気分が乗らないかもしれませんが、せめて**窓際に移動して、日光を浴びる**ようにしてください。また、深呼吸をして心を落ち着かせ、可能なら家の周りだけでいいので、ゆっくり**散歩**をしてみてください。

人の心は柔らかいボールのようなもので、ストレスなどでぎゅっと握り潰されると形が変わりますが、少しずつ元通りになって、以前のようなきれいな球体に戻る性質があります。もし悲しいことがあっても、ほとんどの場合は数週間で改善し、以前のような意欲や気力が湧いてくるはずです。

しかし、少し経っても心が抑うつに支配されたままで、ずっとつらい状態が2週間以上続いているようなら、もしかすると自力で戻る力が足りていないかもしれません。これまでに示したような**症状が続いているようなら、精神科や心療内科などに相談**していただいた方がいいでしょう。

病院では、抑うつ状態を引き起こしている脳の状態（セロトニン不足など）を薬で改善し、心の形が元通りになりやすくなるお手伝いをすることができます。今は副作用の少ない良い薬が出てきていますので、あまり心配せず、医師に相談してください。

ちなみに高齢者のうつ病は、認知症とよく症状が似ています。また、うつ病から認知症に移行することもよくあります。この2つを見分けて適切な対応を取るためにも、自己判断せず、病院を受診していただきたいと思います。

認知症やうつ病で病院にかかることを恥ずかしく思う必要はありません。それよりも、あなたの脳や心を守ることの方がよほど重要です。なるべく早く治療や対策を行って、豊かな生活を楽しめる状態になることが大事です。

ここまで、認知症予防の3本柱である「コミュニケーション」に関連する認知症リスク（難聴、社会的孤立、抑うつ）について解説しました。いずれも「年のせい」にしやすく軽視されがちなものばかりですが、**対策可能な認知症リスク（40%）のうち、難聴、社会的孤立、抑うつの3つで半分弱（16%）を占める重要な要素**であることをご理解いただければと思います。

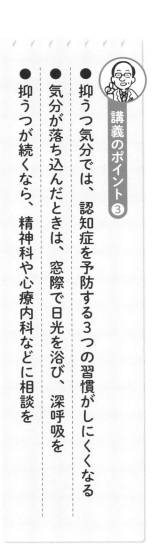

講義のポイント③

- **抑うつ気分では、認知症を予防する3つの習慣がしにくくなる**
- **気分が落ち込んだときは、窓際で日光を浴び、深呼吸を**
- **抑うつが続くなら、精神科や心療内科などに相談を**

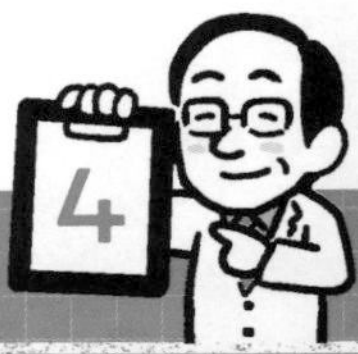

喫煙・大気汚染
発症リスクの7％

喫煙が健康に良くないのは、いうまでもありませんね。

たばこのパッケージには「健康を損なう」旨の文言が大きく印刷されています。喫煙者の肺が真っ黒になった写真なども見たことがあるのではないでしょうか。

喫煙で肺がんや咽頭がん、食道がんなどになりやすいことはイメージしやすいですね。しかし、喫煙が認知症の発症リスクになることはご存じでしょうか？

喫煙はあなたの認知症リスクを上げる

もし、あなたが喫煙者で、高齢期（66歳以上）になっても喫煙を続けているのなら、認知症の発症リスクは**1・6倍**に高まります（喫煙しない場合を1倍とした値）。そして、社会全体で高齢期に喫煙する人がいなかったら、認知症になる人は人口の**5％**減らせると推計されています（＊20）。

たばこが認知機能を下げる

神経細胞に
ダメージ
脳が萎縮する
たばこの
化学物質
血管を
傷つける
脳の血管が
破れる・詰まる
受動喫煙も
認知機能に
悪い！
たばこは脳神経と血管にダメージを与えることで
認知症になりやすくさせます。

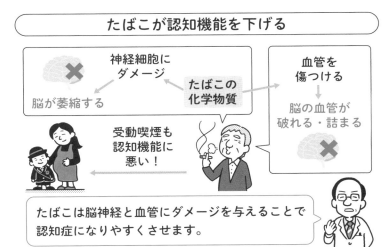

これからは「**喫煙している人は、がんなどの色々な病気のみならず、認知症にもなりやすい**」という理解が浸透してくるはずです。

では、どうして喫煙が認知症のリスクになってしまうのでしょうか？

それは、たばこに含まれる化学物質の一部が、神経細胞にとって「毒」になるからです。つまり、**喫煙はたばこに含まれる有害物質を取り込み、脳の神経を自ら壊す行い**なのです。

また、**喫煙は全身の血管を傷つけることによっても、脳にダメージを与えます。**

脳は多くのエネルギーを消費するので、常に血液を介して酸素と栄養をもらっています。もし血管がボロボロになってうまく血液が回ってこなかったら、脳は困ってしまいます。さらに脳の血管が破れたり（脳出血）、詰まってしまったりしたら（脳梗塞）、脳の機能を一部失ってしまうことになりかねません。場合によっては、認知機能を大きく低下させてしまうこともあります。

このように、**たばこは脳の神経と血管にダメージを与えることで、認知症を発症しやすくなってしまう**のです。

喫煙は家族の認知症リスクも上げる

しかも悪いことに、喫煙者本人だけでなく、**受動喫煙によってたばこの有害物質にさらされた人も認知症になりやすい**ことがわかっています（＊21）。

これはとても大きな問題です。なぜなら、本書の冒頭（18ページ）で述べたように、認知症は自立した生活を奪う病気であり、いずれ誰かの世話になります。そのとき最も頼りになる配偶者（パートナー）や家族も認知症になってしまっていたら……。**あ**

なたの認知症予防対策としても、大切な人の認知機能を守るためにも、禁煙は絶対に必要なことです。

禁煙を成功させるポイント

では、禁煙するにはどうしたらいいでしょうか。**禁煙のポイントは禁煙をスタートする日を決めて「一気にやる」こと**です。本数を少しずつ減らすとか、ニコチン含有量の低いたばこや加熱式・電子たばこに代えるという方法はあまりお勧めできません（ただしニコチンパッチやガムの使用はＯＫです）。

実際に、喫煙を段階的に止めるよりも、一気に止める方が禁煙に成功しやすいという研究結果があります。この研究では、禁煙開始から４週間後の禁煙率は、段階的に行うと39%であったのに対して、一気に止めることで49%に上昇しました（＊22）。

喫煙者はいわば「たばこ中毒」の状態です。あえて厳しくいうと、特定の物質に依存しているという意味では、覚せい剤などの薬物中毒と同じです。薬物中毒者と同様に、止めるときは一度にきっぱり断つのが正攻法です。

禁煙を始めると、離脱症状（イライラ、集中できない、頭痛、身体のだるさなど）が1週間ほど（ピークは3日以内）出ますが、そこを越えれば自然とたばこを求めなくなります。

薬物中毒の場合は、薬物への欲求と離脱症状に耐えるために、治療のための特別な施設等に行って大きく環境を変えることができますが、たばこの場合はそうはいきません。自分で禁煙のための環境整備などを行いましょう（左の表を参照）。もしうまくいかないときは、**禁煙外来を受診**してください。脳がたばこを欲しくならないようにする薬などを活用し、より良い環境整備を含めた禁煙へのサポートを受けることができます。

なお、以前は「喫煙によって認知症リスクが下がる」という説が出回っていましたが、これは現在では否定されています。日本禁煙学会は「このような説の根拠となる研究は、動物実験によるものであったり、たばこ産業界から出資を受けて実施されているものであったりして、科学的な信頼性は低い」と指摘しています（＊23）。

禁煙成功のためのヒント

喫煙のきっかけとなる環境を改善	・喫煙具（たばこ、灰皿など）をすべて処分する ・喫煙したくなる場所（喫茶店、居酒屋など）を避ける ・喫煙者に近づかない ・禁煙していることを周囲の人に告げ、協力を求める
喫煙と結びつく行動パターンを変える	・食後早めに席を立つ ・コーヒーやアルコールを控える ・過労を避ける ・夜更かしをしない
喫煙の代わりになる行動をする	・深呼吸をする ・水やお茶を飲む ・軽い運動をする ・シャワーを浴びる ・ガムや清涼菓子を噛む ・歯をみがく ・庭仕事や部屋の掃除をする ・音楽を聴く ・吸いたい衝動が収まるまで秒数を数える ・たばこ以外のストレス対処法を見つける

（日本循環器学会：禁煙ガイドライン（2010年改訂版）を参考に作成）

こういった情報にすがってしまうのも、たばこ中毒となった脳の振る舞いのひとつ。そう考えると何だか悲しいですね。脳がたばこの有害物質に依存して、神経細胞や血管がボロボロになり認知機能が低下する前に、ぜひ**自らの意志の力で禁煙を成功**させてください。

大気汚染も認知症に良くない

喫煙に関連して、大気汚染にも簡単に触れておきます。

車の排気ガスや薪での暖房などで出たNOx（窒素酸化物）やPM2.5は、認知症のリスクを増加させることがわかっています（個人のリスクは**1.1倍**、社会全体では人口の**2％**に相当と推計（＊20））。

これらの大気汚染物質は、血管を傷つけるとともに、脳内のアミロイドβ蓄積を促進し、脳神経に悪影響を与えて、認知症リスクを高めると考えられています。

とはいえ、大気汚染が大問題になっているインドや中国などと比較して、日本はそこまで大気汚染がひどくなく、認知症のリスクになるほどのレベルではありません。

ですから、認知症予防のためだけに、空気の良いところにわざわざ引っ越しをするなどという対策は必要ないと思います。

自然豊かで空気が清浄であることの価値を改めて考える機会となれば幸いです。

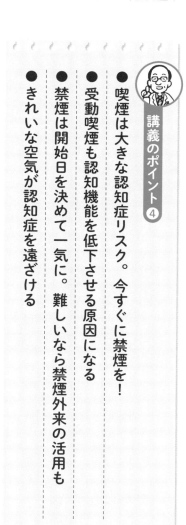

講義のポイント④

- 喫煙は大きな認知症リスク。今すぐに禁煙を!
- 受動喫煙も認知機能を低下させる原因になる
- 禁煙は開始日を決めて一気に。難しいなら禁煙外来の活用も
- きれいな空気が認知症を遠ざける

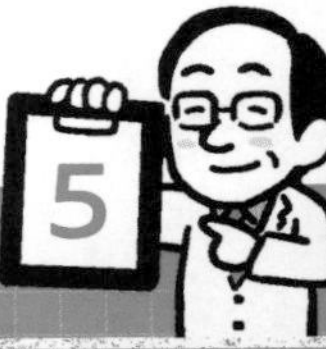

生活習慣病（高血圧、糖尿病、肥満）発症リスクの4％

先ほどは、喫煙が全身の血管を傷つけて認知症のリスクを上げると解説しました。

これと同様に、血管を傷つける要因があります。それは高血圧や糖尿病などの生活習慣病です。

認知症リスクを解析した論文（＊24）には、**中年期（45～65歳）の高血圧と肥満、高齢期（66歳以上）の糖尿病**が良くないと記載されています（リスクの程度は表を参照）。本書ではこれら3つをまとめて**生活習慣病**として考えていきたいと思います。

なぜなら、この3つはとても深いつながりがあり、対策も似通っているからです。

メタボは認知症につながっている

日本では40歳になると、それまでの健診が特定健診（いわゆるメタボ健診）へ自動的にランクアップし、腹囲（ウエスト周囲径）の測定が加わります。ウエスト周りを

生活習慣病による認知症リスク

	高血圧（中年期）	肥満（中年期、BMI30以上）	糖尿病（高齢期）
個人のリスク（ない場合を1倍とする）	1.6倍	1.6倍	1.5倍
社会のリスク（ない場合の認知症の減少割合）	人口の2%減	人口の1%減	人口の1%減

これらは根っこのところでつながっています。まとめて対策しましょう！

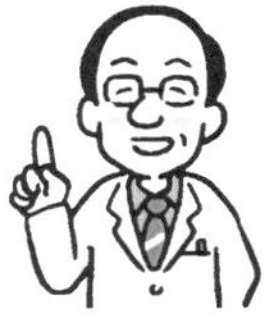

測ることで、内臓脂肪がどれだけ溜まっているか推定するのです。**男性は85㎝以上、女性は90㎝以上だと内臓脂肪型肥満です。これに加えて血圧、血糖、脂質の3つのうち2つに異常があると、メタボリックシンドローム**と診断されます。

一般の方はよく「メタボ＝肥満」と勘違いされているようですが、メタボは単に「太ってお腹が出ている人」を示す言葉ではなく、肥満のなかでもタチの悪い内臓脂肪型肥満に加え、生活習慣病の要素が複数ある「ギリギリの状態」を表す、ちょっと怖い言葉なのです。

何がギリギリなのかというと、**血管が**

ボロボロになって、いつ脳や心臓を含む身体中の臓器の病気が起きるかわからない危険な状態という意味です。メタボの段階では本人に自覚症状がほとんどないので、余計にタチが悪いといえるでしょう。

メタボの先には、左の図に示すように様々な病気が待ち構えています。頭から足の先まで、様々な病気がありますが、どれも血管がボロボロになる（動脈硬化）ことによって引き起こされるという共通点があります。よく見ると、この中に「認知症」も交ざっていますね。**メタボの人は認知症へとつながる道を歩いている**のです。

メタボが認知症を引き起こす理由

メタボが認知症を引き起こすメカニズムには、大きく分けて**動脈硬化とインスリン**の2つがあります。

動脈硬化が認知症を引き起こす代表的な例は、**高血圧による脳出血**です。

動脈硬化によってしなやかさを失っている血管の中を、血液が強い圧力で押し広げ

悪い生活習慣や肥満は認知症につながっていく

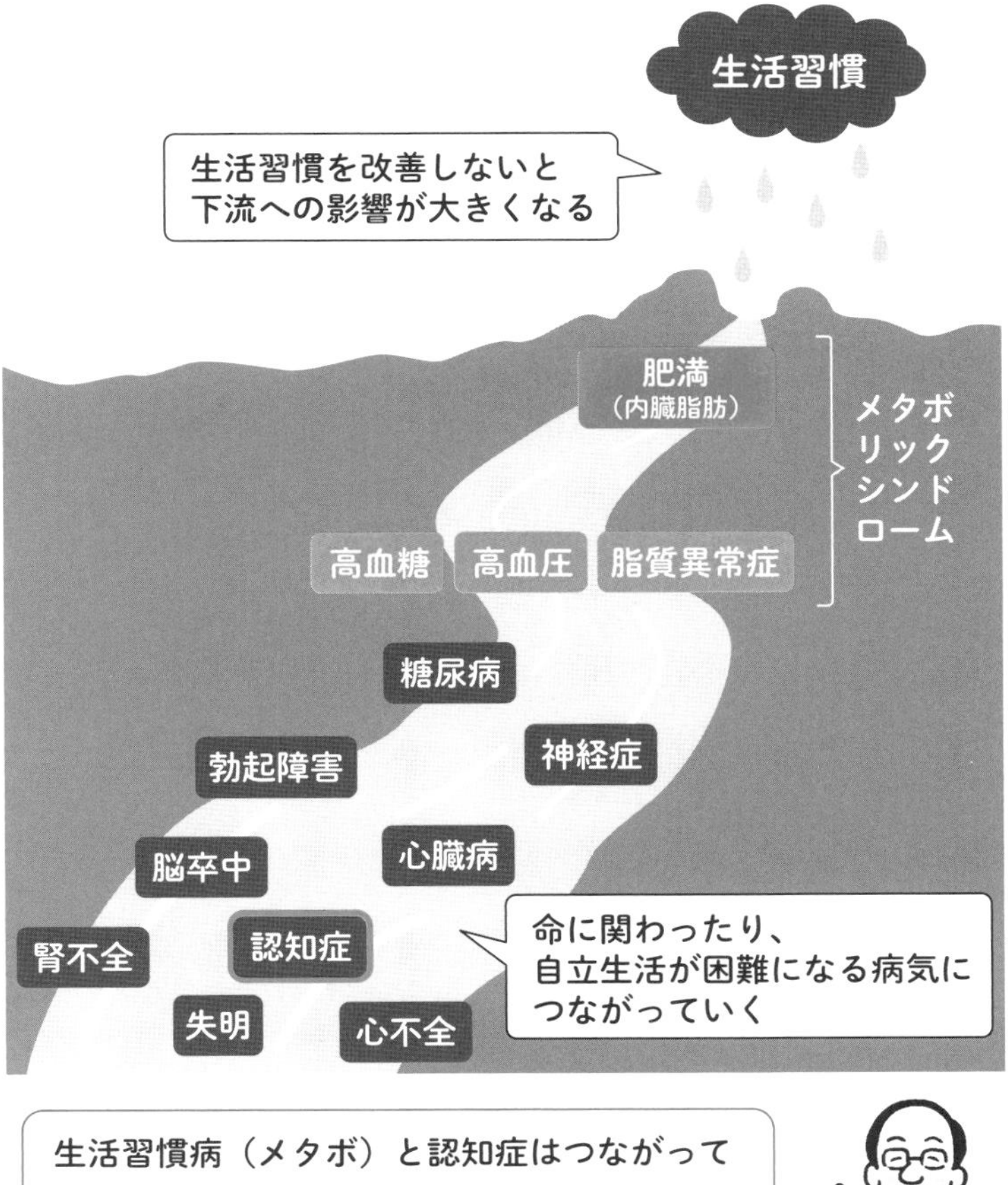
生活習慣
生活習慣を改善しないと
下流への影響が大きくなる
肥満
（内臓脂肪）
メタボリックシンドローム
高血糖
高血圧
脂質異常症
糖尿病
勃起障害
神経症
脳卒中
心臓病
腎不全
認知症
失明
心不全
命に関わったり、
自立生活が困難になる病気に
つながっていく

生活習慣病（メタボ）と認知症はつながっています。上流の内臓脂肪型肥満や生活習慣から改善することがとても大事です！

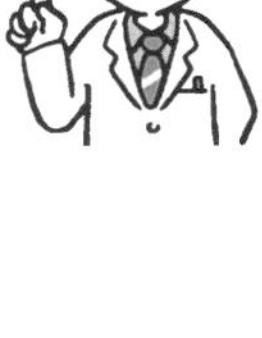

ながら巡っていきます。その圧力に耐えられなくなると、血管が破れて出血します。出血が脳内で起こると、溜まった血が固まって脳を圧迫するとともに、破れた所より先の部分への血液供給が途絶えます。こうして、出血した部位の脳機能が失われ、認知症の症状を引き起こします。これは**血管性認知症**と呼ばれます。

また、**血栓による脳梗塞**も**血管性認知症**を引き起こします。血管が動脈硬化を起こすと、内側にゴミ（酸化したコレステロールなどが含まれるブヨブヨしたかたまり）が溜まり、狭くなってしまいます。そうすると血液の通りが悪くなり、一部が固まって血栓ができます。血栓は文字通り、血管に栓をしてしまい、血液が通らなくなります。これが梗塞と呼ばれる状態です。脳で起これば脳梗塞、肺で起これば肺梗塞です。脳梗塞の後遺症として認知症のような症状が起こることがあります。

次に、**インスリンが認知症を引き起こすメカニズム**を簡潔に解説します。

インスリンは血糖値を下げる作用を持つ、体内で唯一のホルモンです。膵臓で作られたインスリンは血液によって全身に届けられます。脳に運ばれたインスリンは神経を保護する方向に働き、さらにアルツハイマー型認知症をもたらすタンパク質（アミロイドβ）を作りにくく、分解しやすく、溜めにくくします。

しかし、**肥満や糖尿病があると、脳に運ばれるインスリンの量が減り、脳神経を守る働きが低下**します。これがメタボによってアルツハイマー型認知症が起こる仕組みです。

内臓脂肪を減らすことで、まとめて認知症対策！

要は**メタボの対策をすることで、血管性認知症やアルツハイマー型認知症を予防できる**ということです。

しかも、高血圧や糖尿病は「根っこ」の部分でつながっていますから、そこを対策することで、全体的に改善させることができます。その「根っこ」とは**肥満（内臓脂肪型肥満）**です。

内臓脂肪は皮下脂肪とは違い、指でつまむことができません。なぜなら、内臓脂肪はお腹の中にある、腸を包む膜にくっついているからです。そのため腹囲を測って

メタボと認知症の関係

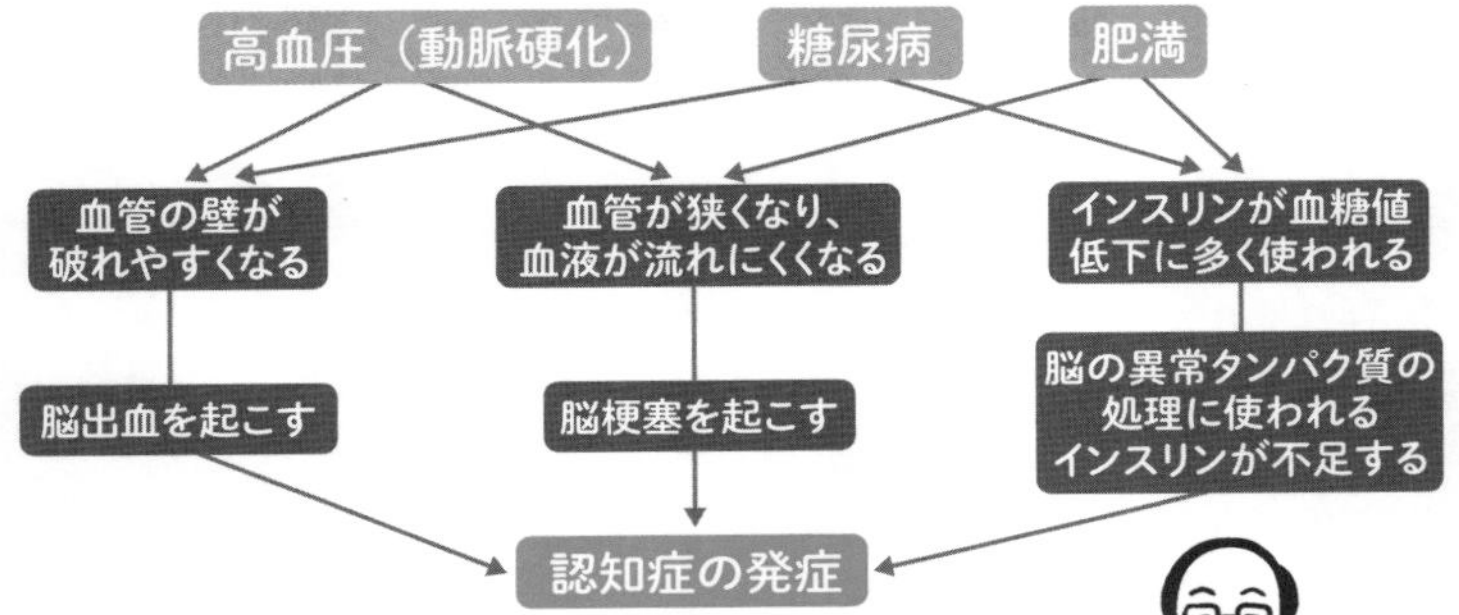
高血圧（動脈硬化）
糖尿病
肥満
血管の壁が破れやすくなる
血管が狭くなり、血液が流れにくくなる
インスリンが血糖値低下に多く使われる
脳出血を起こす
脳梗塞を起こす
脳の異常タンパク質の処理に使われるインスリンが不足する
認知症の発症

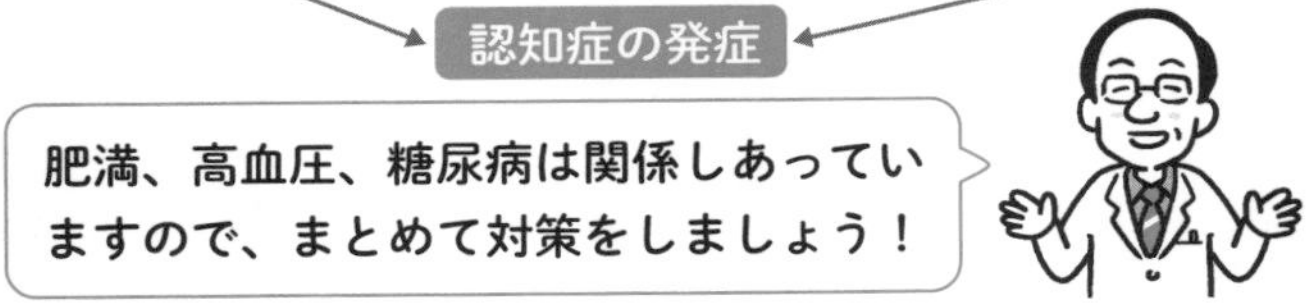
肥満、高血圧、糖尿病は関係しあっていますので、まとめて対策をしましょう！

チェックします。

この内臓脂肪は、増えすぎると身体にとって良くない働きをし始める厄介ものですが、幸運なことに皮下脂肪よりもエネルギーとして使われやすいという特徴があります。つまり、**食事のカロリー制限や運動でのカロリー消費により、内臓脂肪はすぐに燃えてくれる**のです。

もし、あなたの腹囲が基準（男性は85㎝、女性は90㎝）よりも多いようなら、まずはその状態から抜け出すことが重要です。**動脈硬化による数々の病気、そして認知症を予防するために、内臓脂肪を減らしましょう。**

また、肥満であるかどうかにかかわらず、高血圧や糖尿病の診断を受けている人は、医師と相談しながらきちんと治療をしてください。これといった症状もないのに毎日薬を飲むのは面倒かもしれませんが、認知症の予防にもなると思えば頑張れるのではないでしょうか。

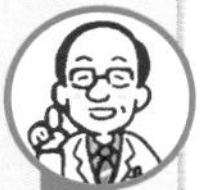

講義のポイント⑤

- 生活習慣病は全身の血管を傷つけて認知症リスクとなる
- 肥満や糖尿病は脳内のインスリン量を減らし、認知症をもたらす
- 内臓脂肪を減らすことで、生活習慣病をまとめて対策できる

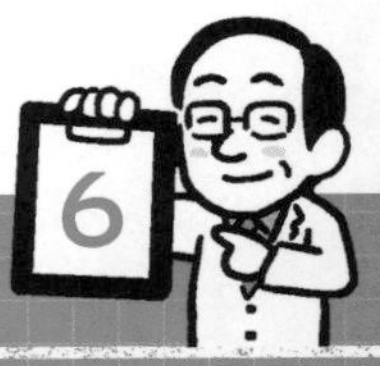

6 運動不足・頭のケガ 発症リスクの5％

さて、認知症予防のために内臓脂肪を減らすとなると、**ダイエット**が必要になりますよね。

ダイエットと聞いて多くの人が思い浮かべるのは、食事量を減らすことではないでしょうか。確かに食事制限も大事ですが、認知症予防の観点からはぜひ運動もダイエット計画に組み込んでください。なぜなら、**運動不足は認知症リスク**だからです。

もし、あなたが高齢期（66歳以上）に運動不足の状態なら、認知症の発症リスクは**1.4倍**に高まります（運動不足がない場合を1倍とした値）。そして、社会全体で高齢期に運動不足の人がいなかったら、認知症になる人は人口の**2％**減らせると推計されています（＊25）。

身体を動かすのは、普段からの習慣付けが大事です。「高齢期になってから運動しよう」と考えるのではなく、「年を取ってから身体を動かすことが億劫にならないように、若いうちから運動習慣を付けておこう」と考えるようにしてください。

そうすれば、**運動はダイエットにもなるし、認知症予防にもなって一石二鳥です！**

運動が認知症の予防になる理由

運動が認知症予防になることは、数多くの研究によって証明されています。身体をうまく動かすには脳を使いますし、身体が動くことで感じた数々の感覚が脳にインプットされ、神経細胞を活発に働かせます。

また、運動すると神経細胞を元気にする物質（脳由来神経栄養因子：BDNF）がよく出るようになって、認知機能を高めるといわれています（＊26）。**ダイエットの必要性の有無に関係なく、認知症を予防したいなら運動は必須です。**

特に高齢の方においては、**運動して筋力を付けておくことは、ロコモティブシンドローム（運動器症候群、通称ロコモ）の予防**になります。ロコモとは、筋肉や骨など

ロコモティブシンドロームの概念

【原因】

筋肉・神経系
- サルコペニア
（骨格筋量と骨格筋力の低下）
- 神経障害
- 脊椎管狭窄症

骨、関節など
- 変形性関節症・変形性脊椎症
- 骨粗鬆症
- 骨折

【身体の変化】

疼痛（身体の痛み）、
関節可動域の制限、柔軟性低下、
筋力低下、姿勢変化、バランス能力低下

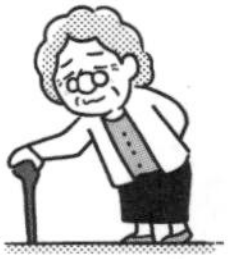

【行動の変化】

日常生活の制限、移動しにくさ、社会参加の制限、要介護状態への移行

の運動器の障害により、要介護になるリスクの高い状態のことです。上の図では、ロコモの概念をまとめています。

また、加齢そのものによって筋力の低下やバランスを取る能力などが低下すると、段差がないようなところで転んでしまいます。転んで骨折してしまい、しばらく入院して退院してきたら認知機能が低下してしまったというケースはとても多く、枚挙にいとまがありません。

さらに、動きにくい、動くと痛いという状態では、どうしても出不精になり、家に閉じこもって**社会的に孤立**したり、**抑うつ状態**に陥ったりする可能性が高まります。これらは大きな認知症リスクです（講義2―2：56ページ、講義2―3：66ページ）。

こういった事態をなるべく避けるためにも、日頃から身体を動かして運動機能を維持しておくことはとても大事です。

ですから、科学的に効果が証明されている「とっとり方式認知症予防プログラム」、そして、本書で提唱している「3つの習慣」でも、運動は大きな柱の一つです。具体的な運動の方法は講義3―2（122ページ）で紹介します。

認知症予防には「頭を使った運動」を

なお、運動と知的活動を同時に行うことの重要性を講義1（38ページ）でお話ししました。**せっかく身体を動かすなら、頭も一緒に使う工夫をしていただきたい**のです。そうすれば**認知症予防の効果がよりアップする**と考えています。

例えば、ただボーっと歩くのではなく、歩数を数えて、決まった数が来たら早歩きをするとか、周りの風景をよく見て建物の数を数えるとか、お花を見ながら歩いて名前を当てたり、香りをかいだりすることもお勧めです。

このように**いつもの運動にちょっとしたゲーム的な要素を加える**だけで、身体だけでなく脳も一緒に鍛えることができます。

もちろん、仲間と一緒にスポーツの試合などをするのは、とてもよく頭を使うことになりますので、お勧めです。ただ、年を取ってくるとなかなか仲間がいなかったり、周囲と同じように動けなくて申し訳なくなってきたりすることもあると思います。その場合は、マイペースにできて楽しめるルールをご自身で考えて、色々試してみてください。

頭部のケガには要注意！

運動は認知症予防のための大事な習慣です。長く運動を続けていただくためには、**骨や筋肉などの運動器を守る**という観点も必要になりますが、ここには一般の方が忘れがちな3つの落とし穴があります。

1つ目の落とし穴は、**脳震盪や頭蓋骨折などの頭のケガ（外傷性脳損傷）そのものが認知症リスクになる**ということです。

もし、あなたが中年期（45〜65歳）に頭のケガをすると、認知症の発症リスクは**1.8倍**に高まります（頭のケガがない場合を1倍とした値）。そして、社会全体で中年期に頭のケガをした人がいなかったら、認知症になる人は人口の**3％**減らせると推計されています（＊25）。

運動は大事ですが、不注意で頭のケガをしないように注意してください。認知症予防の観点からは、ボクシングや乗馬など、脳震盪を起こしやすいスポーツはあまりお勧めできません。頭のケガをする可能性のある運動をするときはヘルメットやプロテクターを使ったり、転倒対策をしたりして、安全に配慮しましょう。

また、頭のケガは交通事故や転落事故などでもよく起こります。車に乗るときはシートベルトを付けるのはもちろんのこと、バイクや自転車に乗るときはヘルメットを着用するようにしてください。これも立派な認知症対策です。

運動後の「回復」を意識しよう

2つ目の落とし穴は、**運動器を使うことに気をとられ、運動器の回復についてはあまり意識していない**ことです。

筋肉も骨（軟骨）も、使えば使うほどダメージを受けたり、擦り減ったりします。ですから運動後の身体は、運動器を修復しようとします。

わかりやすい例は筋トレです。これはわざと筋肉に負荷をかけてダメージを負わせます。そうすると筋肉はもっと大きく、強くなるように再生されます。

筋肉を再生するときには、体内の栄養素が使われます。筋肉のもととなるのは、肉や魚、卵や大豆製品などに多く含まれる**タンパク質**です。一緒に、タンパク質の働きを助ける**ビタミンB6**（赤身の魚やささみ肉、レバー、貝類、ごま、のり、バナナなど）も摂りたいですね。

また、運動前には**炭水化物（糖質）**を摂っておくのがお勧めです。なぜなら、エネ

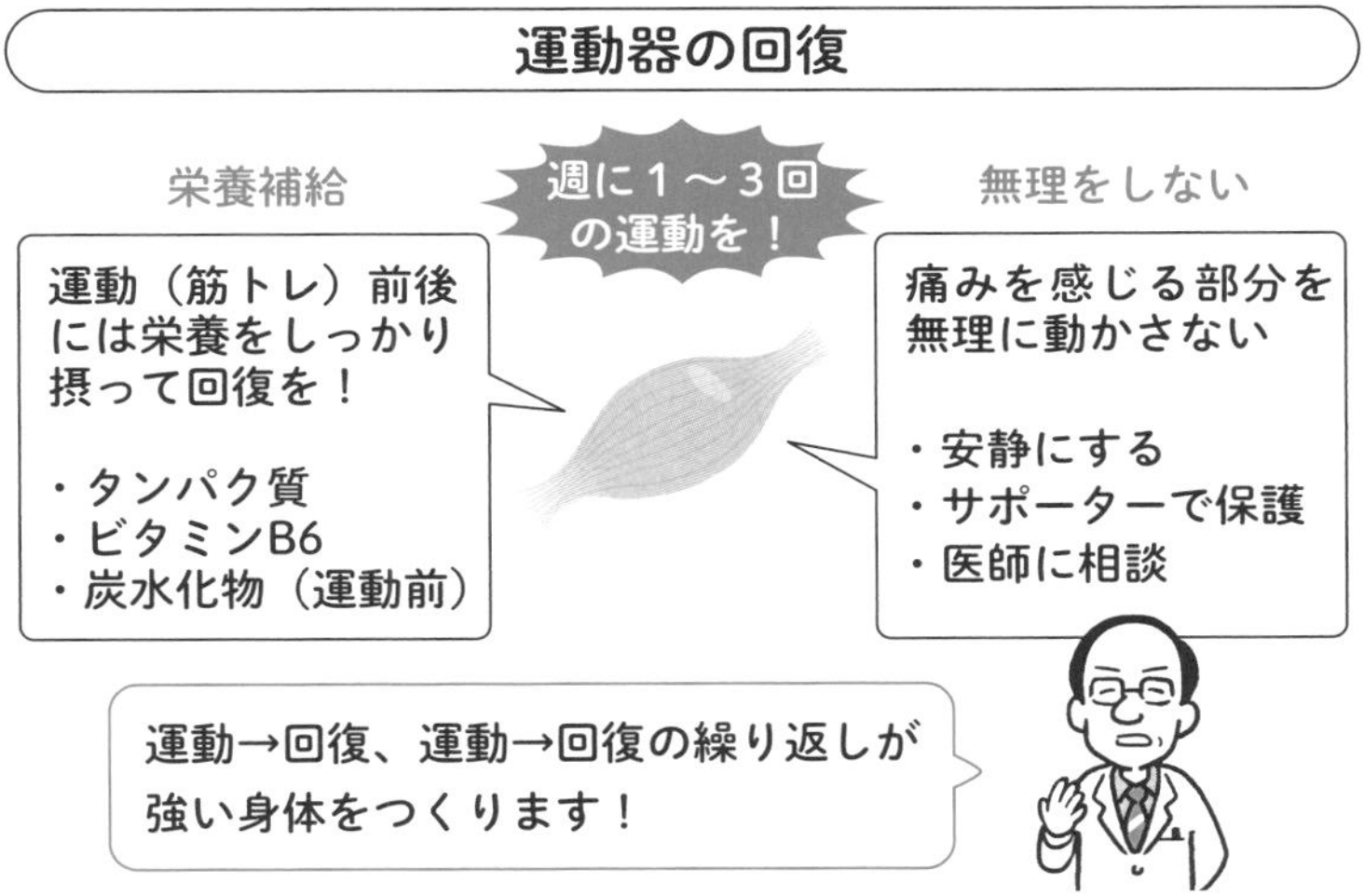
運動器の回復
栄養補給
週に1～3回の運動を！
無理をしない
運動（筋トレ）前後には栄養をしっかり摂って回復を！
・タンパク質
・ビタミンB6
・炭水化物（運動前）
痛みを感じる部分を無理に動かさない
・安静にする
・サポーターで保護
・医師に相談
運動→回復、運動→回復の繰り返しが強い身体をつくります！

ルギー不足の状態で運動すると、筋肉を分解してエネルギーにしてしまうことがあるからです。筋肉をつくりたくて運動をしているのに、筋肉が減ってしまっては本末転倒ですよね。バナナやおにぎりを少しつまんでから運動するようにしましょう。

栄養以外にも、運動器の回復を妨げないようにするコツがあります。それは、**痛みを感じる部分を無理に動かさない**ようにすることです。例えば、膝が痛いのに無理して歩き続けるとか、筋肉痛がひどいのにもっと頑張って筋トレをしようとするのは、さらに身体を痛めつけることになってしまいます。

かといって、痛いからとずっと動かずにいると、もっと状態が悪くなってしまいます。筋肉や関節の痛みは、安静にしていれば数日で和らいでくるはずです。その部分をあまり動かさないようにする、もしくはサポーターなどで固定して負荷を軽減しながら、週に1～3回の運動を続けるようにしてください。

なお、安静にしていても痛みが2週間続くようなら、整形外科医に診てもらいましょう。

骨の健康にも気を付けよう

運動器を守るうえでの3つ目の落とし穴は、**骨の健康**です。特に60代以上の方にはぜひ見直していただきたい事項です。

骨は、人間の運動機能の要です。柱が折れた建物が崩れ落ちてしまうように、骨が折れるとその部分が動かせなくなります。

なかでも深刻なのは、ちょっと転んだ拍子に足の付け根の骨が折れてしまうことで、

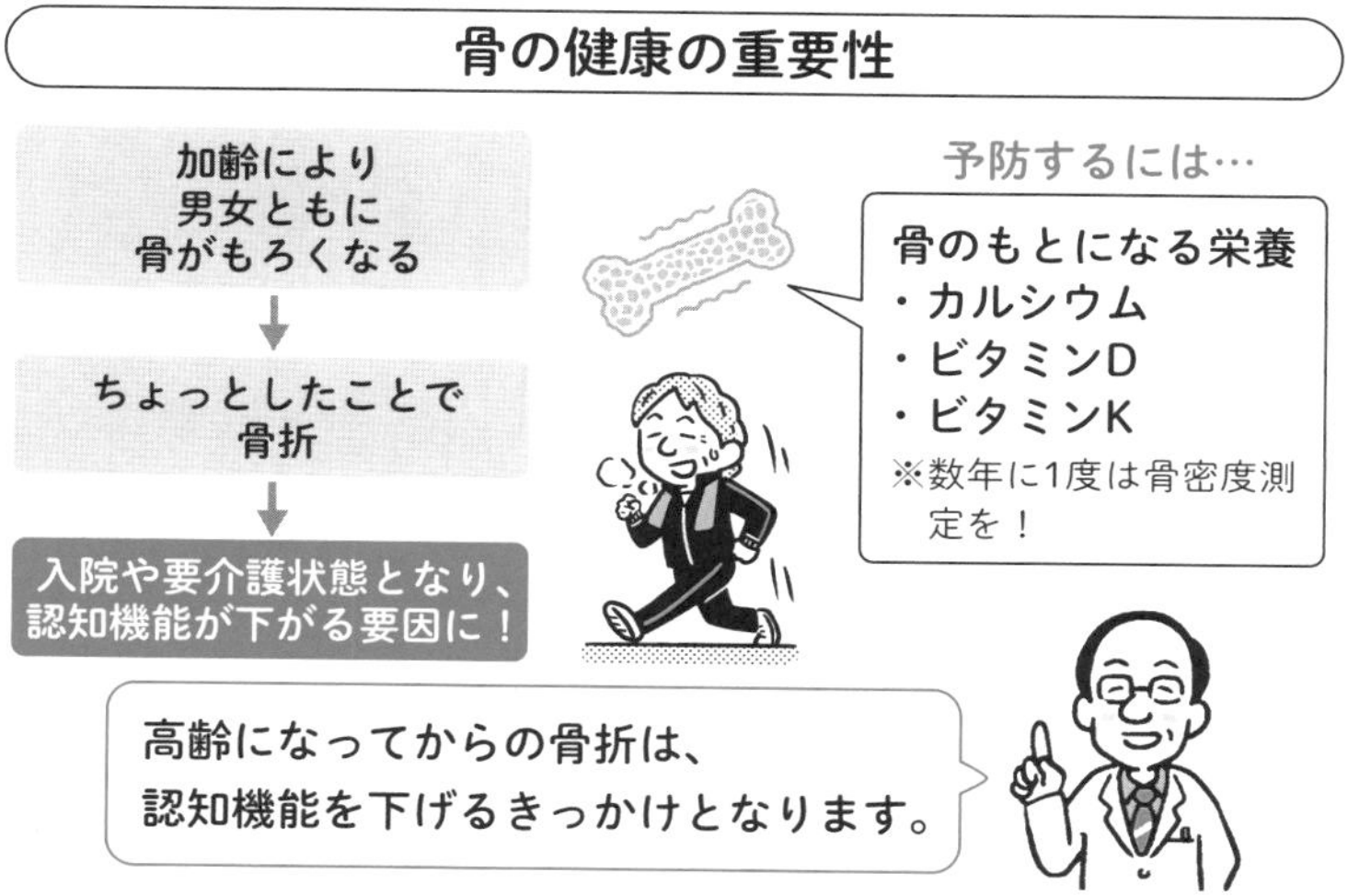
骨の健康の重要性
加齢により
男女ともに
骨がもろくなる
ちょっとしたことで
骨折
入院や要介護状態となり、
認知機能が下がる要因に！
予防するには…
骨のもとになる栄養
・カルシウム
・ビタミンD
・ビタミンK
※数年に1度は骨密度測定を！
高齢になってからの骨折は、
認知機能を下げるきっかけとなります。

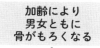

要介護や寝たきりの大きな要因になります。

若い人は、少し転んだくらいで骨折することはまずありません。骨がしっかりとしていて強いので、衝撃に耐えられるからです。しかし、**女性では閉経後、男性も高齢期に入ってからは、骨がだんだん弱く、もろくなってきます**。それが病的なレベルまで悪くなった状態が**骨粗しょう症**です。

ところで、あなたは自分の骨がどれくらいの強さを保っているのか、把握していますか？

定期的に健康診断を受けていても、骨

密度までしっかり検査をしている人はそれほど多くありません。**60歳を過ぎたら、何年かに一度は骨密度を測ってみてください。**気付かないうちに骨が弱くなっていて、転んだらすぐに骨折しかねない状態に陥っているかもしれません。

転ばぬ先の杖とよく言いますが、杖などで転倒しないように対策をするとともに、**もし転んでしまっても骨折しないように、骨の健康を保っておく**ことも非常に大切です。

もし骨粗しょう症になってしまっても、今では非常に良い薬が数多く出てきています。なかには1年に1回注射するだけでいい薬もあります。骨密度の測定や骨粗しょう症の治療については、お近くの整形外科クリニックに相談してみてください。

筋肉と同じように、骨も新陳代謝をしています。身体の中では、古い骨を溶かし、新しい骨に置き換える作業が常に行われているのです。ですから、**骨のもとになる栄養素を摂る**ことも大事です。

骨の栄養といえば、**カルシウム**ですよね。カルシウムは乳製品や小魚、小松菜や大根の葉っぱ、豆腐、ひじき、ゴマなどに多く含まれています。

また、カルシウムの吸収を助ける**ビタミンD**（赤身の魚、きのこ類などに多く含まれ、日光に当たることでも生成される）と、**ビタミンK**（納豆、緑色野菜など）も積極的に摂りたい栄養素です。

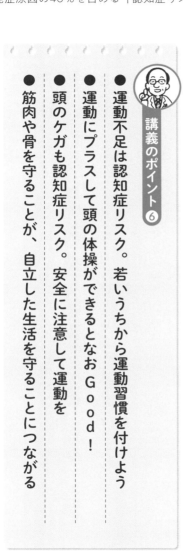

講義のポイント⑥

- 運動不足は認知症リスク。若いうちから運動習慣を付けよう
- 運動にプラスして頭の体操ができるとなおＧｏｏｄ！
- 頭のケガも認知症リスク。安全に注意して運動を
- 筋肉や骨を守ることが、自立した生活を守ることにつながる

過剰飲酒 発症リスクの1%

これまで、生活習慣病や運動不足が認知症のリスクになることをお伝えしてきました。生活習慣病の対策では、運動だけでなく食事も大事です。ここでは、**認知症予防に良い・悪い食習慣**について解説します。

お酒の飲み過ぎは認知症リスク！

あなたはお酒を飲みますか？　もし、**1日に日本酒1合を超える量を日常的に飲んでいるなら、認知症リスクが少し高い**かもしれません。ビールの場合は中瓶1本（500mL）、チューハイなら1缶（7%、350mL）、ウイスキーならダブルで1杯とお考えください。なお、女性や高齢者、少量の飲酒後にすぐ顔が赤くなる人は、これよりも飲酒量を少なくすることが推奨されています。

お酒が好きな方にとっては、日本酒1合なんてあっという間に飲んでしまって、物

節度ある適度な飲酒量

ビール	日本酒	ウイスキー	焼酎	チューハイ	ワイン
500mL （中瓶1本、1缶）	180mL （1合）	60mL （ダブル）	72mL （0.4合）	350mL （1缶）	200mL （グラス1.5杯）
アルコール度数					
5%	15%	43%	35%	7%	12%

「節度ある適度な飲酒」量は
１日平均純アルコールで約20g程度です！

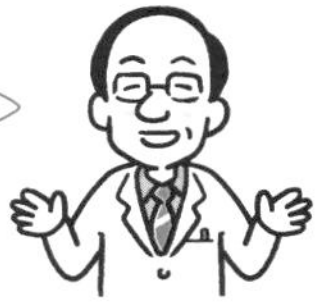

厚生労働省WEBサイト「健康日本21（アルコール）」
https://www.mhlw.go.jp/www1/topics/kenko21_11/b5.html、
厚生労働省WEBサイト「e-ヘルスネット―飲酒のガイドライン」
https://www.e-healthnet.mhlw.go.jp/information/alcohol/a-03-003.htmlを参考に作成

足りなく感じる量かもしれません。しかし、これが「**節度ある適度な飲酒**」量です。これを超えるような飲み方をしていると、脳に悪影響を及ぼし、認知機能の低下をもたらします。

もし、あなたが中年期（45～65歳）に、節度ある適度な飲酒量を守っていなかったなら、認知症の発症リスクは**1.2倍**に高まります（そうでない場合を1倍とした値）。そして、社会全体で中年期に飲み過ぎの人がいなかったら、認知症になる人は人口の**1%**減らせると推計されています（＊27）。

アルコールが認知症を引き起こす理由

では、どうしてお酒の飲み過ぎが認知症を引き起こすのでしょうか。

大量のアルコールそのものが脳にダメージを引き起こしている可能性もありますし、**糖尿病や脂肪肝・肝硬変、脳血管障害（脳卒中）などの病気を介して認知症を引き起こす**とも考えられます。

また、大酒飲みはビタミンB1（チアミン）が不足して、ウェルニッケ・コルサコフ症候群という脳の病気になりやすいことも知られています。この病気になると、意識や運動の障害が出るのに加え、多くの場合は記憶力が大きく失われてしまいます。

さらに、**認知症リスクである「頭のケガ」とも関連があります**（90ページ参照）。なぜなら、大酒を飲んで酔っ払うと、ふらふらして転びやすくなるからです。ケンカをして頭を殴られる、不意に飛び出して交通事故に遭う、なんてこともあるかもしれません。

寝酒も良くありません。寝酒は睡眠を浅くし、睡眠の質を下げます。睡眠の質が悪いと、認知症のリスクが高まるのではないかと懸念されています（32ページ参照）。

このように、お酒が認知機能を低下させることは、昔からよく知られていました。アルコール性認知症という、アルコール以外に認知症になる理由が見当たらない場合を指す用語があるくらいです。

お酒は節度をもって、適度な量を嗜む。それ自体が認知症を遠ざけることにつながるとともに、他の認知症リスク（生活習慣病や頭のケガなど）の対策にもなります。ぜひ99ページの表を参考に、お酒の量を見直してみてください。週に2日は休肝日を取り、お酒を飲むときは食事と一緒にゆっくり楽しむのがお勧めです。

認知症予防によい影響が期待できる食事・栄養

それでは、**認知症の予防になる食事**とはどういったものでしょうか。

何か特定の食品や栄養素をたくさん摂ればいいということはありません。「○○さえ食べれば認知症にならない！」という謳い文句は魅力的ですが、現実にはそんな都合の良いものはありません。もしそんなものがあったなら、とっくに認知症の特効薬として使われているはずですよね。

食から認知症予防を考えるときは、やはり**バランスの良い食事を前提として、献立全体を整えていく**べきです。

具体的には、**和食**（大豆製品、野菜、海藻、乳製品、少量の米を中心とした献立）、**地中海式食事**（全粒穀物、野菜、果物、乳製品、オリーブオイルを毎日摂り、魚や豆類、卵、脂身が少ない肉などを毎週食べる）、**DASH食**（塩分と炭水化物を抑え、カリウム、カルシウム、マグネシウムと食物繊維を多く摂る）、**MINDダイエット**（野菜、豆類、全粒穀物、魚、鶏肉、ベリー、オリーブオイル、ワインを多く摂り、赤身肉やバター、チーズ、揚げ物やお菓子は避ける）などが良いといわれています。

さらに、意識して摂りたい栄養素としては、鰯や鯖などの青魚に多く含まれる脂肪（**オメガ3脂肪酸**、**DHA・EPA**）、骨の健康を守る**ビタミンD**、抗酸化力の高い**ビタミンE**やベリーやココアなどの**ポリフェノール**を多く含む食品などがあります。

まとめますと、普段の食生活では魚や鶏肉、乳製品、大豆製品を中心としたタンパク質を摂り、野菜やきのこ類からビタミンや食物繊維を補充して、主食としては玄米や全粒穀物を用いたパン、麺類を選ぶと良いでしょう。また、小腹が減ったときはベリーやナッツ、ココア（カカオの割合が多いチョコ）がお勧めです。

科学的に証明されている認知症リスクである「過剰飲酒」を避け、和食や地中海式食事などを参考にしてバランスの良い食生活を送って、認知症を予防しましょう！

講義のポイント⑦

- お酒の飲み過ぎは認知症リスクであり、生活習慣病や頭のケガなど、他の認知症リスクも高める
- 節度ある適度な飲酒と栄養バランスの取れた献立が、認知症を遠ざける

教育歴（知的好奇心の低さ）
発症リスクの7％

ここまで、現時点で科学的に証明されている認知症リスクについて説明してきました。

最後の1つは「教育歴」です。ちょっとピンと来ないかもしれませんが、実は**教育歴は難聴に次いで影響力の高いリスク（7％）である**とされています。また、他のリスクが中高齢期と関連しているものであるのに対し、もっと若いうちから大きく影響を及ぼす要素でもあります。これから詳しく解説していきますね。

脳に異常があるのに、認知症にならないシスターの謎

1990年代の米国で、認知症に関する興味深い研究が行われました。修道女（シスター）たちの協力を得て、認知機能テストを毎年行い、死後に脳を解剖させていただくという研究です。この頃はまだ画像検査（CTやMRI）が発展途上の時期でし

たから、脳がどのような変化を起こしているかを知るには、解剖が必要だったのです。

さて、死後の脳を確認してみると、そこには大きな驚きがありました。認知症の人の脳にはアミロイドβ蛋白質などが異常に溜まっていて、神経細胞が壊され、その部分が萎縮しています。しかし、あるシスターは認知機能が正常であったにもかかわらず、認知症を発症していてもおかしくないような脳の変化がみられました。つまり、そのシスターは**脳の異常をきたしながらも、認知症を発症せずに済んでいた**のです。

どうしてこのようなことが起きるのでしょうか。2つの要因が考えられます。

1つ目の要因は、**脳の血管に異常がなかった**ことです。このシスターでは、脳に異常なタンパク質が溜まっているものの、血管は健康な状態であり、脳梗塞を起こした痕跡はみつかりませんでした。逆に、軽度でも脳梗塞を起こした痕跡があるシスターは、認知症を発症していました。

生活習慣病は血管を傷つける病気です。生活習慣病にならず、**脳梗塞を起こさなければ、異常タンパク質が脳に溜まってしまっても、ある程度は持ちこたえられる可能性**があります。これは、生活習慣病が認知症のリスクであることのひとつの証明でも

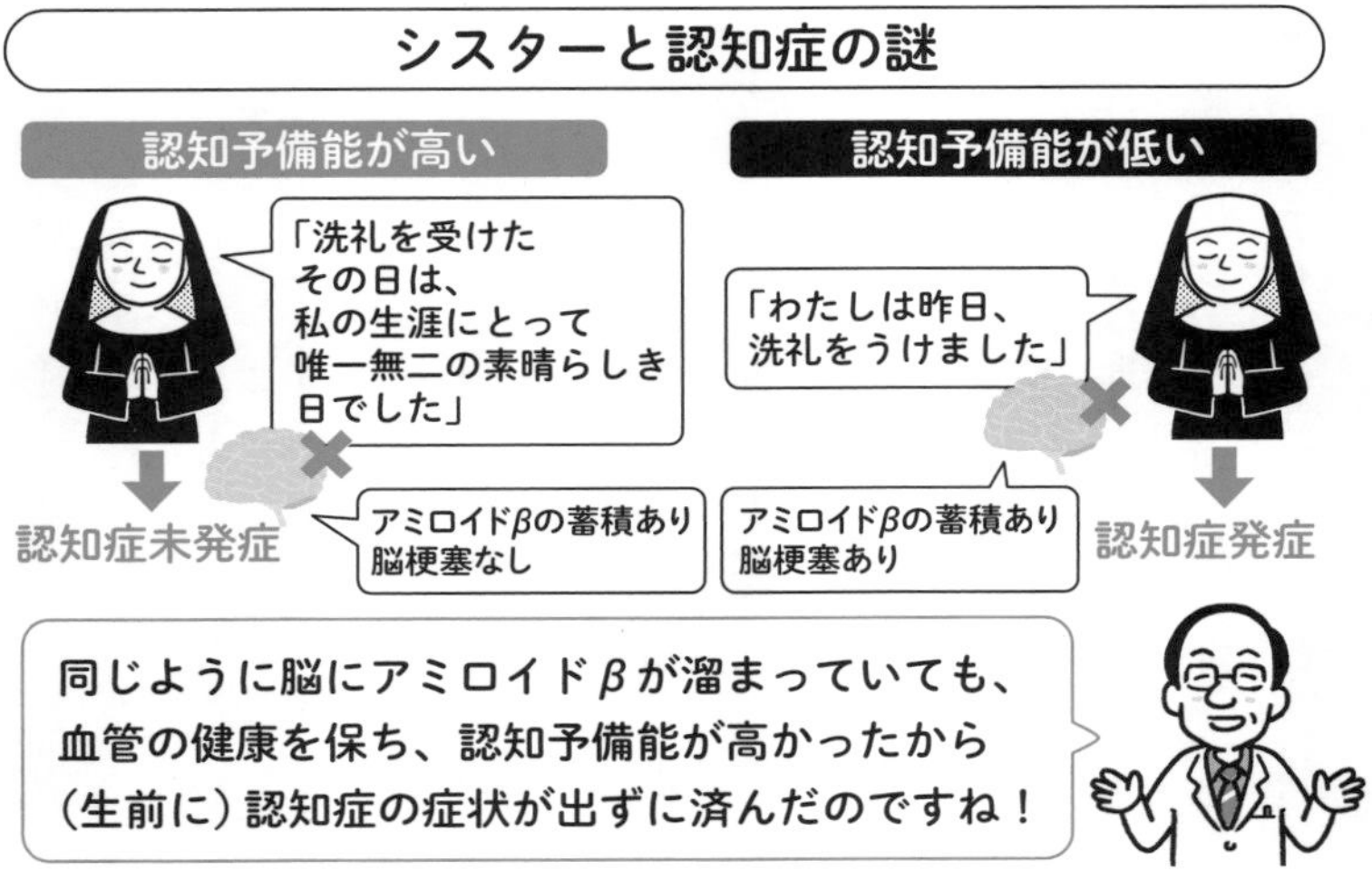
シスターと認知症の謎
認知予備能が高い
「洗礼を受けた
その日は、
私の生涯にとって
唯一無二の素晴らしき
日でした」
認知症未発症
アミロイドβの蓄積あり
脳梗塞なし
認知予備能が低い
「わたしは昨日、
洗礼をうけました」
アミロイドβの蓄積あり
脳梗塞あり
認知症発症
同じように脳にアミロイドβが溜まっていても、
血管の健康を保ち、認知予備能が高かったから
(生前に)認知症の症状が出ずに済んだのですね！

あるといえましょう。

さて、シスターが認知症を発症しなかった2つ目の要因は、**「認知予備能」の高さ**です。

シスターになるためには若いうちに出家して、修道院に入る必要があります。そのときに自叙伝を書くことになるのですが、その**文章の巧拙によってその後の認知機能が左右されている**ことがわかったのです。

まるで小学生のようなごく単純な文法のみで自叙伝を書いたシスターAと、より複雑な文法を駆使してきちんとした文章を書いていたシスターBとでは、脳の加齢変化は同程度であっても、シスターAは認知症を発症し、シスターBの認知機能は正常範囲に保たれました。

このことから、若いうちの言語機能が高い人は、そうでない人よりも認知症を発症しにくいのではないかと考えられました。

この研究がきっかけとなり、言語機能を含む、**若いうちの認知機能の高さを「認知予備能」と呼び、認知症予防と関連する要因**として注目されました。

認知症を防ぐ脳の力「認知予備能」を高めるには？

認知予備能が高いと、認知症になるのを遅らせることができます。

つまり、もともと認知予備能が高い人は、脳にアミロイドβが溜まって神経細胞がダメージを受けても、認知症レベルにまで認知機能が落ちるのに時間がかかります。

逆に認知予備能が低い人は、認知機能の低下スピードが速く、より早期に認知症を発症してしまうと考えられています。

それでは、認知予備能を高めるにはどうしたらいいでしょうか。それは「**教育**」です。

認知予備能と認知症発症の関係

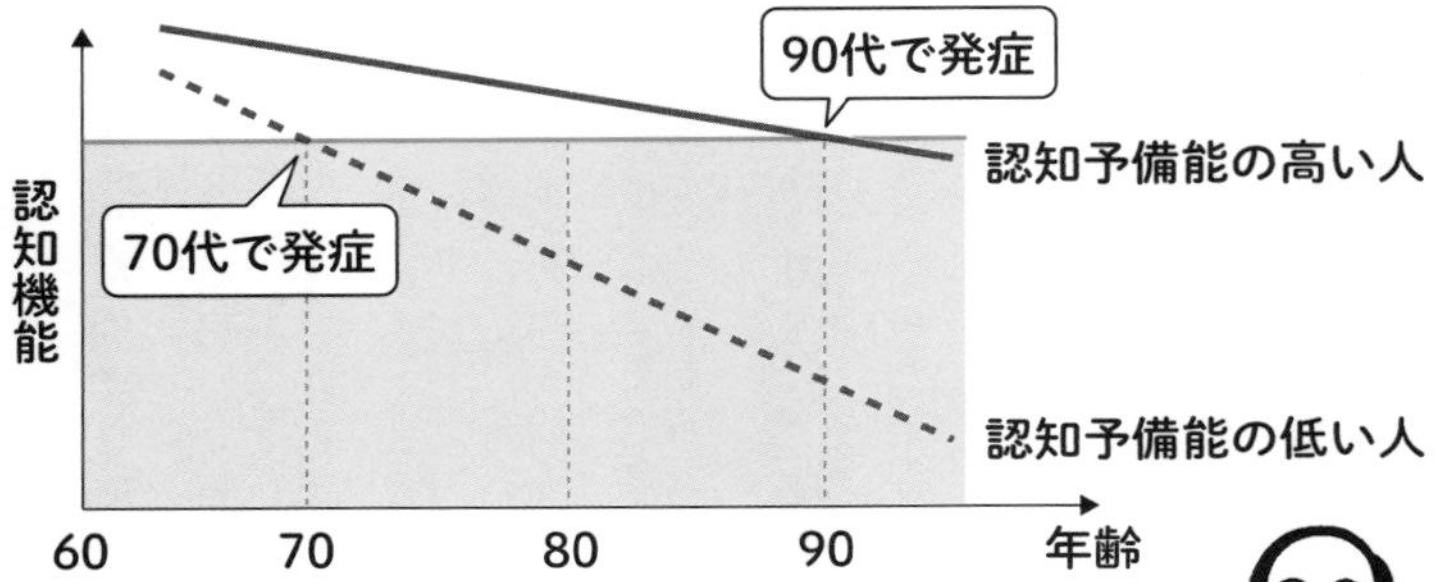

90代で発症
認知予備能の高い人
70代で発症
認知機能
認知予備能の低い人
60
70
80
90
年齢

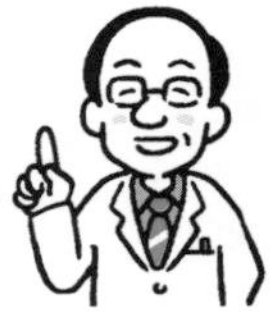

認知予備能が高い人は、低い人よりも認知症になりにくい（なるのが遅い）ということです。

脳は生まれてから成人する少し前（青年期後半）にかけて大きく成長します。この期間にしっかり勉強しておくことが、認知予備能を高めます。

逆に、子ども時代に教育を受けていないと、認知症の発症リスクは**1.6倍**に高まります（子ども時代の教育がない場合を1倍とした値）。社会全体で見ると認知症になる人は人口の**7%**増えると推計されています（＊28）。

ここで気になるのは、**どのくらいの教育を受ければ十分な認知予備能が得られるのか**ということですよね。「大学や大学院まで出ていないと足りないだろう」、

「私には文才がないからきっと認知予備能が低いに違いない」などと心配されておられるかもしれません。

でも、安心してください。認知症リスクを示した論文では、中学卒業をものさしにして教育の有無を判定しています。日本には義務教育がありますから、ほとんどの日本人はこの基準をクリアできています。

ちなみに、高校以上の学歴があることは、認知症予防にとってはプラスの要素ではありますが、さほど大きな違いはないようです。

いつまでも「知的好奇心」を大切に

また、おそらく多くの人が感じているように、頭の良さや知的レベルの高さは、単に学校の成績や学歴だけで測り切れるものではありませんよね。

むしろ私は、**知的能力が高い人というのは、新しく何かをしようと思ったとき、前向きに考えられる人**のことだと思っています。しっかり義務教育を行う日本においては、「教育の不足」を「**知的好奇心の低さ**」と言い換えてもいいかもしれません。色々なことに興味を持っておくのが大事ではないでしょうか。

理想的なのは、若いうちから幅広くいろんなことを勉強し、得意なこと、専門でないことに対しても関心を持つことができる人です。多くの人は年を取っていくと保守的になって、新しいことにチャレンジしようとしなくなるものですが、**年齢を重ねても知的な好奇心を持ち続ける人**は認知機能が低下しにくいはずです。

なぜなら、新しいことにチャレンジするとき、脳内では神経細胞が今までになかったネットワークを作るからです。この**ネットワークが広いほど、認知機能が衰えにくい**のです。

このことを理解するためのわかりやすい話があります。

ある日、脳梗塞を起こした患者が2人運ばれてきました。検査すると、2人とも言語能力を司る脳の場所（言語中枢）がダメージを受けており、喋ることができなくなっていました（失語症）。しかし、その後しばらく経つと片方の人は以前のように喋れるようになり、もう片方の人はまだうまく喋れないままです。

この2人の違いは、実は「外国語が喋れるかどうか」ということでした。外国語を喋れる人では、失語症からの回復が早かったのです。

脳を使う部分を広くしよう

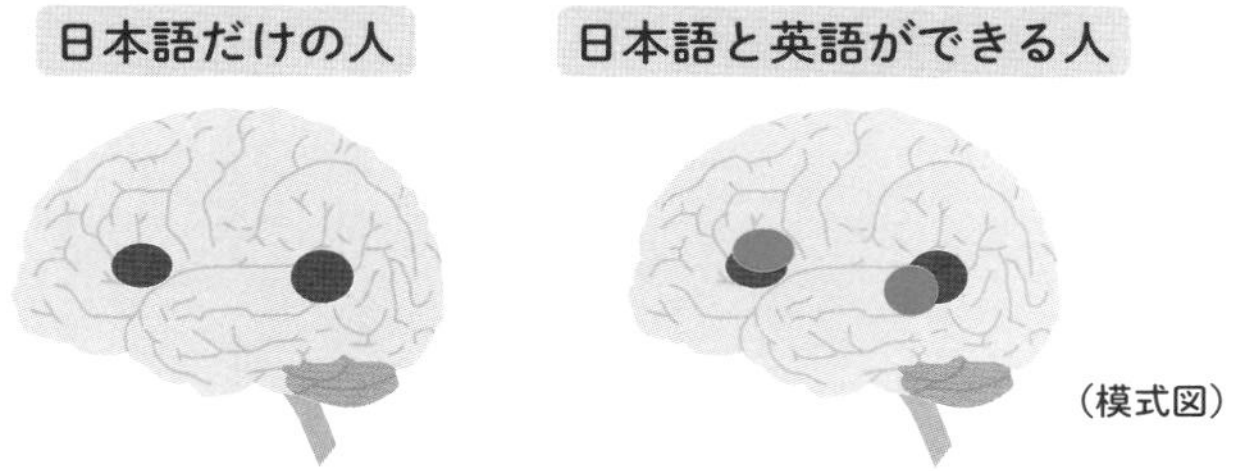
日本語だけの人
日本語と英語ができる人
（模式図）

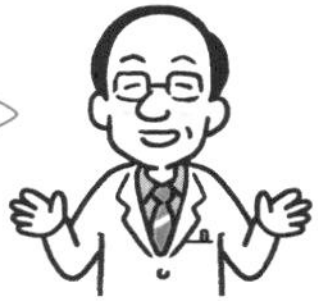
2つの言語が使える人は、1つだけの人よりも言語中枢をより広く使えています。
言語中枢が広い分、何かあったときに補う能力も高いといえるでしょう。

どういうことかというと、私を含めて日本人は、英語など外国語が苦手な人が多いですよね。その最大の理由は、日本語と外国語では言語形態が著しく違うことです。そのため、脳の中では、日本語を喋るための言語中枢と、外国語を喋るための言語中枢がちょっとズレています。日本人が外国語を覚えるということは、新たに神経細胞のネットワークを作り上げていくことであり、言語中枢を広くすることにつながります。

つまり、日本語も外国語も喋れる人は言語中枢が広かったので、脳梗塞でその一部が破壊されても、言語の回復が早かったのです。

この話は一例です。言語中枢に限らず、新しいことに挑戦することでいろんな神経細胞を活発にして、神経のネットワークを広くすることができます。**新たなチャレンジは認知機能を高めるチャンス**だと考えると良いでしょう。

若いうちの学習で認知予備能を高め、年を取ってからも様々なことに興味を持ち、チャレンジすることで脳のネットワークを広げる。これが認知症を遠ざけます。

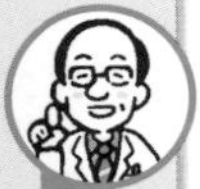

講義のポイント⑧

- 若いころの教育（認知予備能を高めること）が認知症予防になる
- 知的好奇心を高く持ち、新たな挑戦を楽しめる大人になろう

認知症の予防とは「口が裂けても言えなかった」時代（〜2000年代）

私は認知症の疫学研究を通じた地域住民との交流から、認知症は軽いもの忘れから始まって、ゆっくり悪化していくことに気付きました。そして、早期に診断できれば、悪化の予防もできるのではないかという希望が胸に湧き上がってきたのです。

しかし、そのことは心の奥底に秘めることにしました。当時の医学界での常識は「認知症の予防なんかできるわけがない、それよりも治療法の開発が急務」というものでした。うかつに「認知症を予防しよう」とは口が裂けても言えない状況だったのです。予防どころか、早期診断についても「早期に絶望させるだけだ、けしからん」というような時代でした。

実際に、予防どころか早期診断すら難しい時代であったのは確かです。私は疫学研究によって認知症が見逃されることが多いという現実を知りました。

そこで私は、特別な知識がなくても簡単に、認知症の早期発見ができるようなツールの開発に着手しました。タッチパネル式のコンピューターを使って、画面に現れた質問に答えるだけで、3~5分間ほどで認知機能を判定できるというものです。ただし、このツールの製品化は一筋縄では進みませんでした。

その要因のひとつが「特許」です。機器の開発の噂を聞きつけたのか、大学の上層部から特許の取得を指示されたのです。当時、国立大学は独立行政法人化した(交付金を減らされていた)タイミングであり、優れた研究成果は特許で守ろうという機運が高まっている頃でした。

しかし、私は特許を申請したことがありませんでした。大学にも十分なノウハウはなく、当時の鳥取県には科学分野に詳しい弁理士どころか、一人も弁理士がいませんでした。そんなとき、どこから聞きつけたのか、私の研究室に来ていた学生が「関西にいる私の母は弁理士で、科学分野が専門です」と教えてくれました。運命的な偶然の出会いに喜びました。結局、3年を費やして特許を取得しました。

せっかく特許まで取った技術ですから、広く使ってほしいところです。製品化のために、まずは地元企業に声をかけましたが、まだ認知症に対する理解が低く、なかなか首を縦に振ってもらえません。それでも、とある大企業との話が進み、ほぼ決定というところまで漕ぎつけました。であればと、発売記念の講演会の準備を進めました。

しかし、講演日の寸前になって製品化の話が破談したのです。それなら講演会も中止にしたかったのですが、すでに会場を押さえてしまっているので、やらざるを得なくなりました。失意のどん底での講演です。

それでも、幸運の神様はまだ私を見放してはいませんでした。その失意の講演会には、医療機器の製造・販売で有名な日本光電工業株式会社の営業部長が参加していたのです。講演後に私のところに来て「もうどこかに決まっているでしょうが……私どもにこの機械を扱わせていただく可能性はありますか？」とおっしゃったのです。そして、社長が島根県松江市出身であることも幸いしてか、地元のよしみということで応援してくださることになりました。

こうして、認知症の早期発見ツールは２０１４年に「物忘れ相談プログラム」として発売されました。現在では医療機関や介護施設のみならず、地域包括支援センターや自動車教習所、警察などでも導入されています。

さて、「物忘れ相談プログラム」の開発を進めている間に、初のアルツハイマー型認知症の薬（アリセプト）が登場しました（1999年）。私はこのことを広く知ってもらうために、全国を回って講演をしました。聴講者たちは新薬の登場を喜んだものの、「できれば認知症になりたくない、予防したい」という根強い声もまた、全国から聞こえてきました。「早く認知症予防に取り組まないと」という私の心の中の声もまた、日増しに強まります。

そんなモヤモヤした気持ちを抱えていた私のもとに、ある日、鳥取県琴浦町の保健師・藤原静香さんが訪ねてこられました。彼女は認知症を担当し、毎日のように相談を受けていたのですが、どれも発症から3～5年は経過していて、症状が重いケースばかりだというのです。つまり、家族だけで対処しにくくなってから、ようやく役所に相談しているのです。それは病院に来る認知症の人の状況とよく似ていました。

ちょうど「物忘れ相談プログラム」が完成した頃のことです。これを使えば、見逃されてしまいやすい初期の認知症やその手前の状態（軽度認知障害：MCI）にある人を見つけて、より早期での診断・治療とケアを実現することができるはずです。さらに、悲願である認知症の予防をも目指せるかもしれません。

ここから、琴浦町における認知症予防教室の実践につながっていきます。

講義 3

「3つの習慣」で認知症リスクを増やさない

たった3つの習慣で、12の認知症リスク因子の対策を！

ここからは、認知症予防を生活の中で無理なく実践していくための「3つの習慣」について解説していきますが、いったんこれまでの流れを振り返ってみましょう。

まず本書の冒頭では「**認知症リスクチェックシート**」（8ページ）で、ご自身の認知症リスクを確認していただきました。そして講義1で認知症予防の土台となる知識をお伝えした後、講義2では、**努力して変えられる12の認知症リスク因子**を詳しく解説し、対処方法を紹介しました。

ここまで読み進められた方は、ご自身が今後何に気を付けて生活すべきかご理解いただけたのではないでしょうか。この機会に「禁煙しなきゃ」「酒はほどほどに…」などと、生活習慣の改善に取り組んでいただければ幸いです。

認知症リスクを上げないために、今できること

そして、今のあなたが当てはまっている認知症リスク因子への対策に加えて、12の認知症リスク因子のうち、まだ当てはまっていないものについても、将来的にリスクを上げないような生活習慣を今のうちから始めていただきたいのです。

それが認知症予防のための**3つの習慣（運動・知的活動・コミュニケーション）**です。

この3つの習慣は、講義1の図（36ページ）でも解説したように、**12の認知症リスク因子のほとんどをカバーできます。**

【12の認知症リスク因子】

①難聴　②社会的孤立　③抑うつ　④喫煙　⑤大気汚染　⑥高血圧　⑦糖尿病
⑧肥満　⑨運動不足　⑩頭部外傷　⑪過剰飲酒　⑫教育歴（知的好奇心の低さ）

12の認知症リスク因子のほとんどをカバーできる「3つの習慣」

運動習慣が付けば、当然ながら⑨運動不足（86ページ）が解消できますし、⑧肥満や生活習慣病（⑥高血圧、⑦糖尿病）の治療にもなります（78ページ）。③抑うつ予防（66ページ）や転倒予防（⑩頭部外傷：90ページ）も期待できます。

知的活動は、いわゆる「頭の体操」です。まんべんなく脳を刺激するとともに、⑫知的好奇心を持ち続ける（104ページ）ことで、認知症になりにくい頭をつくります。

そして、コミュニケーションは、②社会的孤立（56ページ）や③抑うつ（66ページ）を遠ざけます。

ちなみに、3つの習慣の実践により解決できるリスク（生活習慣病、社会的孤立など）と、3つの習慣を継続するために解決が必要なリスク（喫煙、難聴など）が交ざっています。

この講義3では、認知機能の改善効果が科学的に実証されている「とっとり方式認知症予防プログラム」の運動、知的活動、コミュニケーション方法を軸として、この3つの習慣を無理なく生活に取り入れる方法について、具体例を交えて解説していきます。

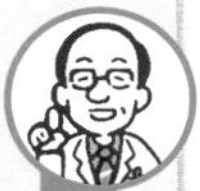

講義のポイント①

- 現在当てはまっていない認知症リスク因子の対策もはじめよう！
- 「3つの習慣」は、12の認知症リスク因子のうち、ほとんどをカバーできる効率のよい予防法

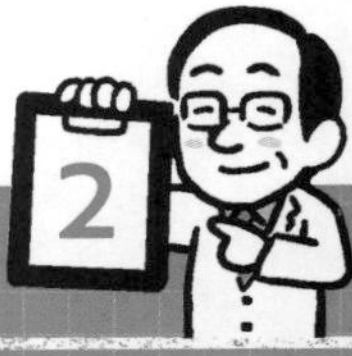

認知症予防のための「運動」

さて、さっそく3つの習慣のうち「運動」についてみていきましょう。

認知症予防のために行う運動のポイントは、①**有酸素運動と筋力運動の両方を行う**こと、②**身体を動かしながら、頭の体操も行う**ことです。ここでは、この2つのポイントを押さえて開発された「とっとり方式認知症予防プログラム」に沿って具体的な実践方法を説明していきます。

ただ、とっとり方式は主にMCIの高齢者を対象にしていますから、若い方や元気な方であればもう少し時間を延ばすとか、もっと負荷をかけるような工夫をしていただければ、なお良いと思います。無理せず、続けられる範囲で行ってみてください。

「とっとり方式認知症予防プログラム」における運動の流れ

科学的に効果が証明された「とっとり方式認知症予防プログラム」では、週に1回2時間の認知症予防教室のうち、50分間を運動の時間にあてています。

運動の流れとしては、まず**準備体操**をして身体を慣らします。次に**有酸素運動**と**筋力運動**を行います。このとき、**ただ身体を動かすだけでなく同時に頭の体操もするのがポイント**です。最後に**整理体操**をして、クールダウンします。

よくある運動の組み合わせではありますが、筋力アップや柔軟性の改善、有酸素運動による心肺機能の向上など、大事なところをしっかり押さえています。もちろんこれ以外にもお好きな体操やスポーツがあれば、それを追加しても構いませんが、基本的な内容としては、これだけやっておけば認知症予防としては十分だと思います。

なお、プロの指導者が「とっとり方式」の運動を実際に行っている動画がインターネット上で公開されています。ネット環境が整っている方は、鳥取県公式のYouTube

チャンネル「とっとり動画ちゃんねる」で「とっとり方式認知症予防」と検索してみてください。また、スマートフォンをお持ちの方は、後ほどQRコードを紹介しますので、カメラで読み取っていただくと簡単にアクセスできます。

準備体操

では、さっそく準備体操から始めてみましょう。左ページの図を見てください。とっとり方式では高齢者の安全を守るため、椅子に座った状態で準備体操をしていただいています。もっと若い方で転倒・事故の恐れが低い場合は、一部の体操以外は立って行っても構いません。その場合は肩幅に足を広げて、真っ直ぐに立ってください。

まずは**大きく深呼吸**します。胸の動きを改善して呼吸しやすくなりますし、リラックスして血流が改善します。

次に**肩甲骨運動**を行います。肩の後ろの柔軟性がアップすると、肩の動きが良くなり、家事や仕事などの日常的な動作が楽になります。

準備体操（前半）

こちらのQRコードから、
準備体操の動画に
直接アクセスできます！

①大きく深呼吸

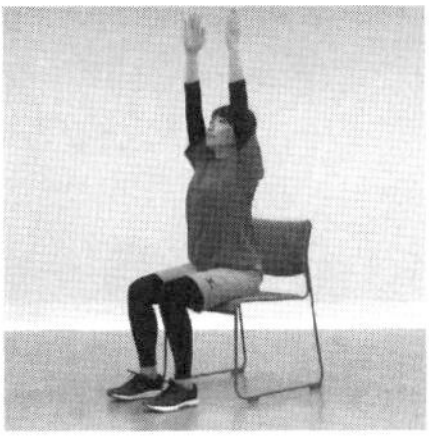

**数を数えながら、1〜4で手を上げて
5〜８で手を下げる。これを3回行う。**

効果
・リラックスして血流が改善する

Point
・腕を指先まで伸ばす
・胸を大きく広げるように意識する
・深く呼吸をしながらゆっくり大きく動かす

②肩甲骨運動

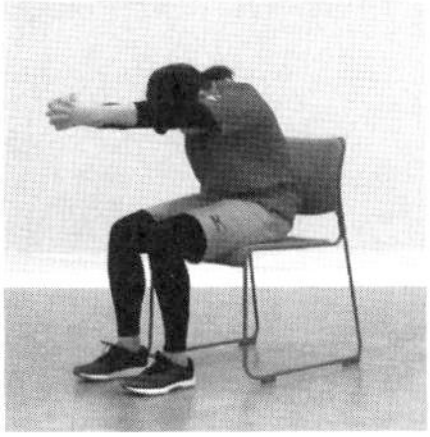

手を組んで腕と上半身を前方に伸ばし、肩の後ろ側を伸ばす。8を数えるまでその体勢を維持する。

効果
・肩の柔軟性がアップし、家事などの日常動作が楽になる

Point
・下を向いて体を丸めるようにする
・息を吐きながら、ゆっくり大きく伸ばす

③胸のストレッチ

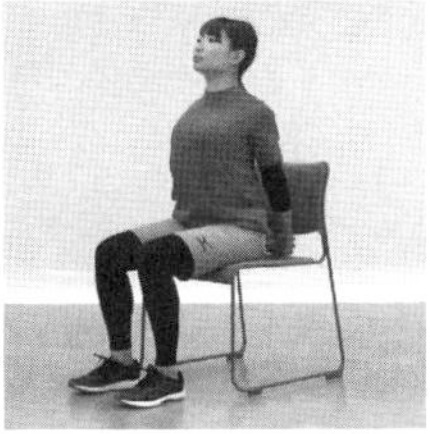

**手を組んで、腕を下後方に伸ばす。
8を数えるまでその体勢を維持する。**

効果
・肩の前側の柔軟性がアップし、日常動作が楽になるとともに、猫背を予防する

Point
・大きく息を吐きながら胸を張る

写真提供：鳥取県

続いて**胸をストレッチ**しましょう。これは肩の前側の柔軟性をアップします。肩の動きを良くして生活の動作をしやすくするとともに、猫背の予防にもなります。

肩の次は椅子に座って腰を伸ばします。この**前屈運動**では、腰や股関節の柔軟性をアップします。立ち上がるなどの日常動作がしやすくなり、腰痛の対策にもなります。

次は上半身の**ひねり運動**です。これも上半身の柔軟性を高め、動きやすくなるとともに、腰痛対策にもなります。

さて、準備体操はこれで最後です。椅子、もしくは床に足を伸ばして座り、**膝裏伸ばし**を行います。膝の変形予防や腰痛対策になりますし、家事や作業などでの前屈の動作がしやすくなります。

これで身体がウォーミングアップできました。ケガなく運動するためには準備体操がとても大事なので、必ず行うようにしてください。

準備体操（後半）

こちらのQRコードから、
準備体操の動画に
直接アクセスできます！

④座って前屈運動

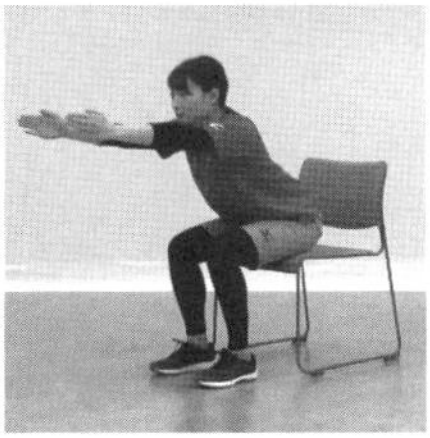

前を向いたまま、腕を前に伸ばして上半身を前方に倒す。4を数える間、体勢を維持し、5～8で座った状態に戻る。

効果

・腰や股関節の柔軟性がアップし、立ち上がる動作がしやすくなる。腰痛対策にもなる

Point

・しっかり呼吸し、動きはゆっくり大きく行う

⑤ひねり運動

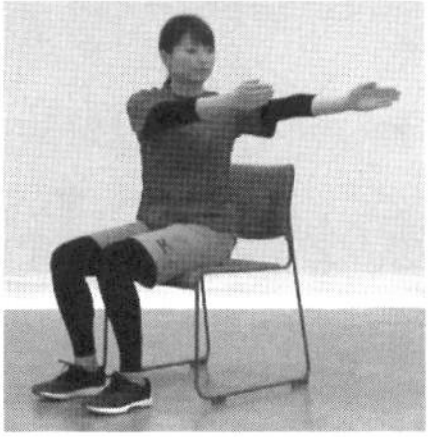

両腕を前に伸ばし、顔と腕を同じ方向にして上半身をひねる。4を数える間、体勢を維持し、5～8で元に戻る。左右行う。

効果

・上半身の柔軟性がアップし、腰痛対策にもなる

Point

・しっかり呼吸し、動きはゆっくり大きく行う

⑥膝裏伸ばし

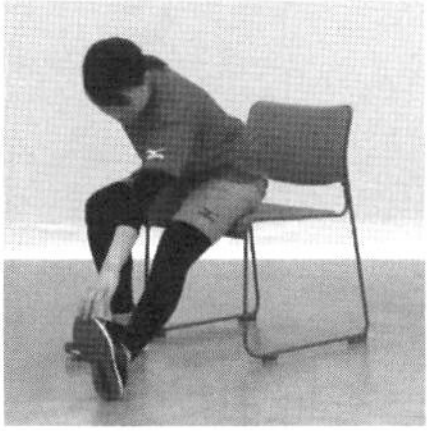

片足を前に出し、つま先を触るように手を伸ばす。8を数える間、体勢を維持する。左右2回ずつ行う。

効果

・前かがみの日常動作が楽になる
・膝の変形予防や腰痛対策になる

Point

・息を吐きながら、膝裏をしっかり伸ばす
・反動をつけない

写真提供：鳥取県

有酸素運動＋頭の体操

準備体操が終わったら、次は有酸素運動をしましょう。

有酸素運動はダイエットに効果的であることがよく知られており、中年の方は肥満対策としてぜひ頑張って行ってください。ただし、高齢になったら過剰なダイエット（減量目的での運動）は不要です。痩せは寿命を縮めます。有酸素運動は「**自分がしたいことをやり続けるための体力づくり（持久力アップ）**」と捉えてください。

有酸素運動は息がやや弾む程度の負荷で行うのがコツです。ジョギングや水泳などでもいいのですが、「とっとり方式認知症予防プログラム」では、どこでも行いやすい足踏みと片足立ちを採用しています。

まずは**足踏み**をしましょう。高齢者の場合はまずは座って行い、できそうであれば立って足踏みをしてください。たかが足踏みと思いがちですが、足の付け根の筋肉を強くすることで、歩行時に足がきちんと上がるようになります（＝転倒防止）。姿勢も改善され、買い物や旅行などの外出がしやすい身体になります。

有酸素運動

こちらのQRコードから、
有酸素運動の
動画に直接アクセスできます！

①足踏み

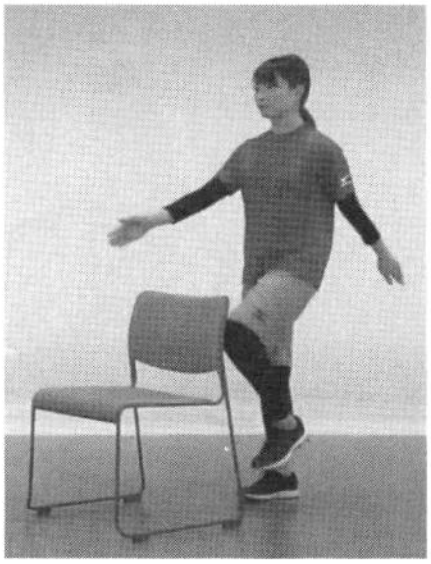

30秒間足踏みをする。

効果

・足の付け根の筋肉を強化し、転倒を予防する

Point

・ふらつく場合は椅子につかまって行う

体操で痛みを感じる場合

・右の写真のように、座ったまま足を上げるようにするか、立った状態での足踏みを休憩をはさみながら行う

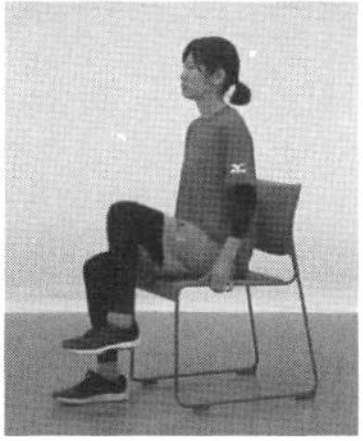

②片足立ち

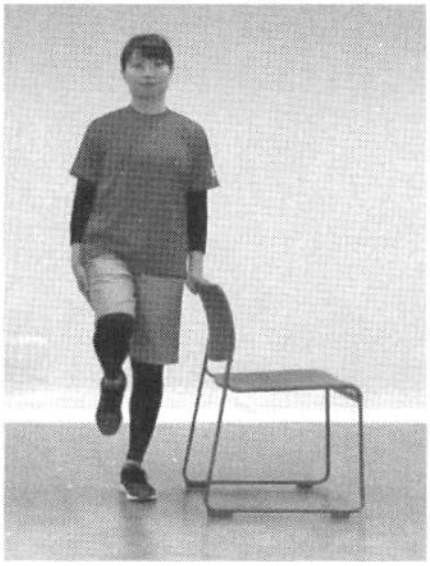

椅子に片手でつかまり、30秒間片足を上げて立つ。左右１回ずつ行う。

効果

・お尻と足全体の筋肉を鍛えるとともに、片足に体重がかかることで骨も鍛えられる
・ふらつきにくい体をつくる

Point

・30秒が難しい場合は、休みながら合計30秒行う

体操で痛みを感じる場合

・右の写真のように、座ったまま片足に体重をかける

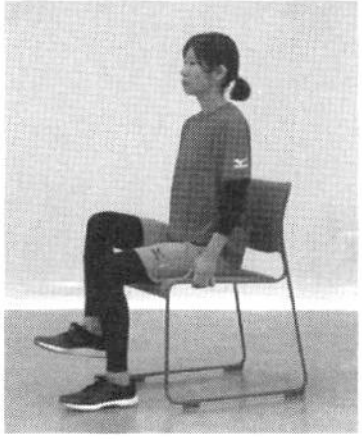

写真提供：鳥取県

有酸素運動＋頭の体操

こちらのQRコードから、
有酸素運動（＋頭の体操）
の動画に直接アクセスできます！

①足踏み＋拍手

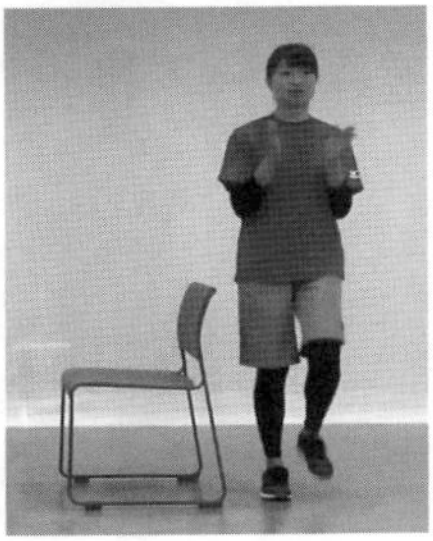

数を数えながら30秒間足踏みをする。5の倍数のとき、胸の前で手をたたく。

効果

- ２つ以上の動作を同時に行う能力を鍛えられ、買い物などの複雑な動作をするときに役立つ

Point

- 慣れてきたら、3の倍数など、手をたたくタイミングを変えてみる

体操で痛みを感じる場合

- 座ったまま動作を行う

写真提供：鳥取県

　足踏みをしたら、次は**片足立ち**をします。お尻と足全体の筋肉が刺激されるとともに、左の足に体重がかかって骨を強くします。ふらつきにくい身体になります。この足踏みと片足立ちは交互に行います。足踏み↓片足立ち（右）↓足踏み↓片足立ち（左）↓足踏みという流れです。

　足踏みに慣れてきたら、**頭の体操**を付け加えてみましょう。例えば、歩数を数えながら足踏みをし、５の倍数で手をたたきます。ただ身体を動かすだけでなく、一緒に頭も使うことで、２つ以上のことを同時に行う能力を鍛えることができます。この能力は外出時（買い物・旅行など）にとても役立ちます。

5の倍数では簡単すぎるなら、3の倍数や素数にするなど、自由にルールを変えていただき、難易度の調整をしてください。うっかりすると間違ってしまうくらいの難しさがちょうどいいでしょう。

有酸素運動の最後は、自由に**歩行（ウォーキング）**します。1分間で120歩（1秒で2歩）くらいのペースが理想的です。とっとり方式の場合は3分歩いて1分休憩にしていますが、若い人ならもっと長くしてもいいでしょう。息がやや弾む程度になるよう意識しながら、できる限り足を上げて歩く、歩幅を広くするなどの工夫をして、負荷を調節してください。

筋力運動＋頭の体操

有酸素運動の次は筋力運動です。ロコモティブシンドローム（87ページ）予防のためにも、筋力を維持しておくことは非常に大切なことです。「とっとり方式認知症予防プログラム」では、身体のなかでも筋肉量が多い下肢を中心とした筋力運動を用意しています。

筋力運動

こちらのQRコードから、
筋力運動の
動画に直接アクセスできます！

①膝伸ばし

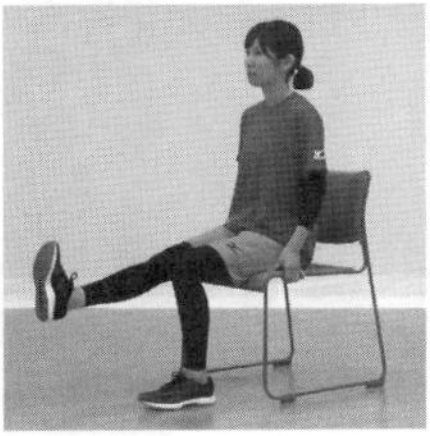

片足の膝をまっすぐ伸ばし、4を数える間、体勢を維持する。5～8で座った状態に戻る。左右5回ずつ行う。

効果

- 太ももの筋肉を強化し、階段の上り下りが楽になる。膝の痛み対策にもなる

Point

- 足を伸ばしたとき、腰を丸めないようにする
- つま先を手前に向けるようにする

②椅子スクワット

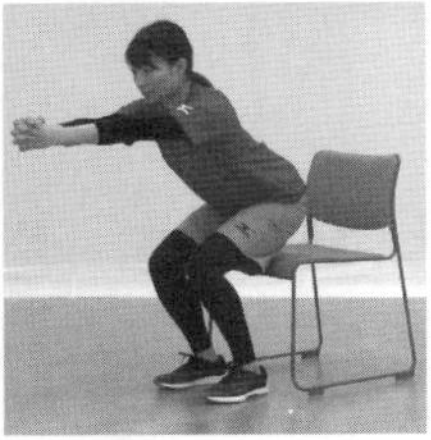

1～4を数える間に、両手を前に伸ばし、椅子から5cmお尻を浮かせる。 5～8で座った状態に戻る。3回行う。

効果

- 足全体を強化し、立ち上がる動作の訓練になる

Point

- しっかり両手を伸ばし、体を丸めない

③つま先立ち

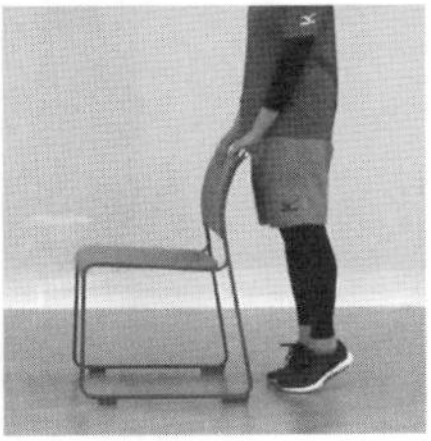

1～4を数える間にかかとを上げていく。5～8で元に戻す。5回行う。

効果

- 立つ動作や歩行に重要なふくらはぎを中心に、足全体を強化する

Point

- かかとを上げたときにお腹を前につきださない
- 安全のために、椅子につかまって行う

写真提供：鳥取県

座った状態で片足だけ前に伸ばす**膝伸ばし**は、簡単そうに見えますが、やってみると太ももの筋肉がしっかり使われていることが実感できるはずです。階段の上り下りなどがしやすくなり、膝の痛み対策にもなります。

椅子の座面からお尻を少し浮かせて行う**椅子スクワット**は、太ももを含めた足全体を強化します。座った状態から立ち上がる動作の訓練になります。

続いて、**つま先立ち**をしましょう。これはふくらはぎを中心とした足全体に効きます。ふくらはぎの筋肉は、立つときや歩行に重要な役割を果たします。

足の筋肉トレーニングをしっかり行ったあとは、**サイドステップ**で身体のバランス感覚を改善します。股関節の外側にある筋肉を鍛えることで、姿勢を改善し、歩行時のふらつきを予防します。

さて、とっとり方式では筋肉運動のコーナーでも、頭の体操を加えています。有酸素運動のコーナーでも行った足踏みに、今度は腕と手の動きを付け加えて**足踏み＋グーパー**にします。まずは片手を胸の前でグーにして、もう片方の手は前に伸ばして

筋力運動＋頭の体操

こちらのQRコードから、
筋力運動（＋頭の体操）の
動画に直接アクセスできます！

①サイドステップ

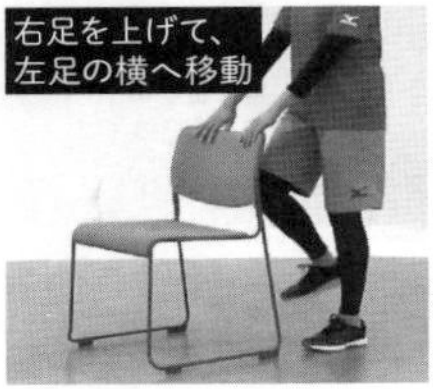
右足を上げて、
左足の横へ移動

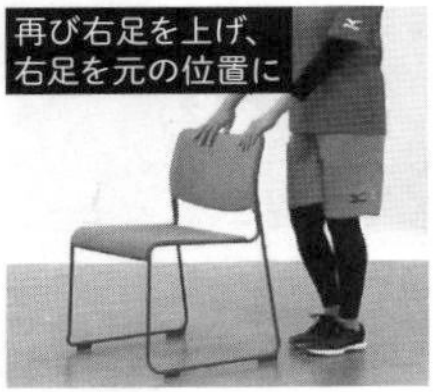
再び右足を上げ、
右足を元の位置に

左右交互に横にステップする。8ステップを3回行う。

効果

・股関節の外側の筋肉が鍛えられる
・バランス感覚を改善し、姿勢の改善や歩行時のふらつきを予防する

Point

・ふらつく場合は椅子につかまって行う

体操で痛みを感じる場合

・右の写真のように、座ったまま行うか、休憩をはさみながら行う

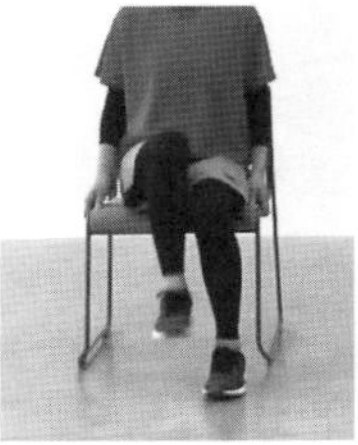

②足踏み＋グーパー

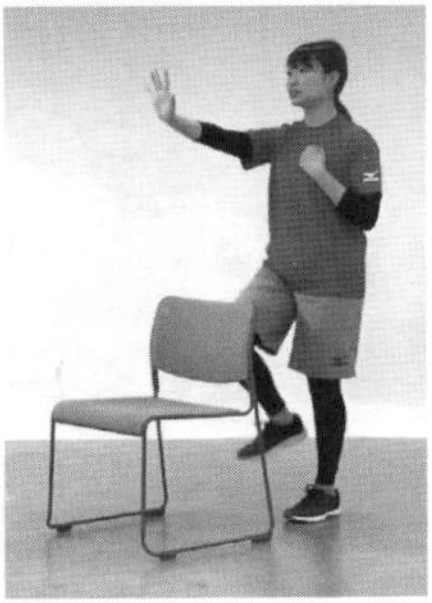

声を出して歩数を数えながら、30歩足踏みをする。片手は胸の前でグー、反対の手は伸ばしてパーをする。5の倍数で左右を入れ替える。

効果

・２つ以上の動作を同時に行う能力を鍛えられ、買い物などの複雑な動作をするときに役立つ

Point

・間違ってもいいので、一定のリズムで続ける
・慣れてきたら、5の倍数で手をたたき、7の倍数で手を上げるなど、難易度を上げる
・足に痛みがある場合は座って行う

写真提供：鳥取県

パーにします。足踏みをして、5の倍数になったら手を入れ替えます。次に、胸の前の手をパー、反対の手をグーにして行います。簡単そうに見えますが、混乱して間違えてしまうことがよくあります。ゲーム感覚で楽しくチャレンジしてください。

さらに足踏みをしながら、決まった数字になったら手をたたくパターンと、両手を上げるパターンを組み合わせる体操も行います。例えば、5の倍数では手をたたき、7の倍数では手を上げるというルールにすると難易度が上がって、身体だけでなく頭もしっかり使える運動となります。

整理体操

さて、筋力運動を終えたら、整理体操でクールダウンしましょう。これまでの運動で筋肉が縮こまっていますし、疲労物質も溜まっています。しっかりストレッチをして筋肉を伸ばし、血流を改善して疲労物質を流しておくことが、運動後のトラブルを避けるコツです。

整理体操の方法は準備体操とほぼ同じです。ただし、深呼吸は最後に行いましょう。

整理体操

こちらのQRコードから、
整理体操の
動画に直接アクセスできます！

最後に準備体操で行った運動を行い、疲労物質を溜めないようにしましょう。

①肩甲骨運動

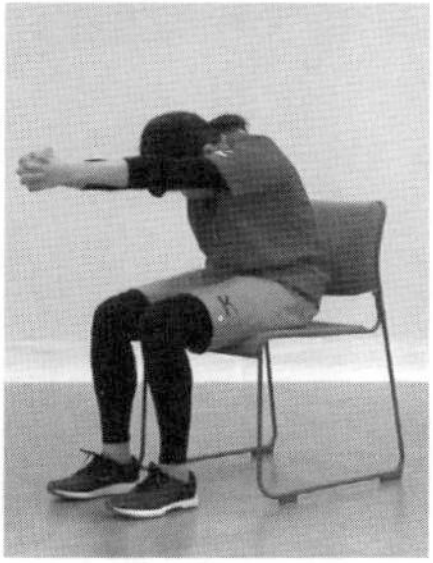

②胸のストレッチ

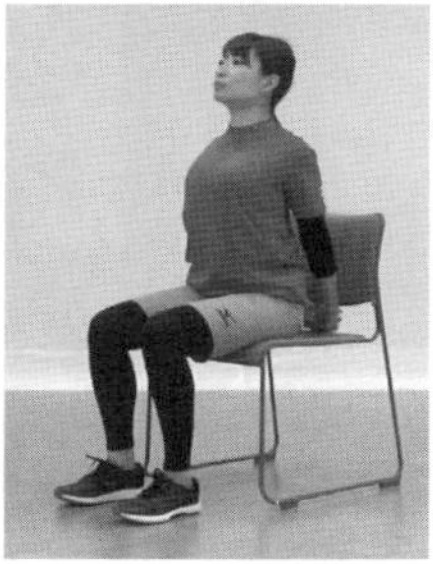

③座って前屈運動

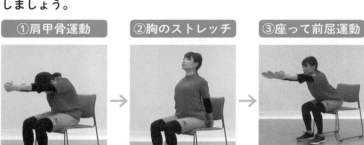

④ひねり運動

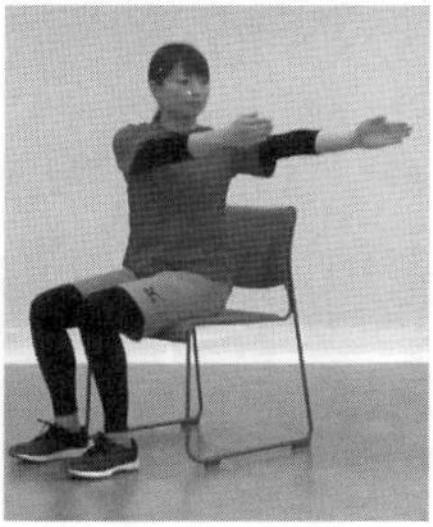

⑤膝裏伸ばし

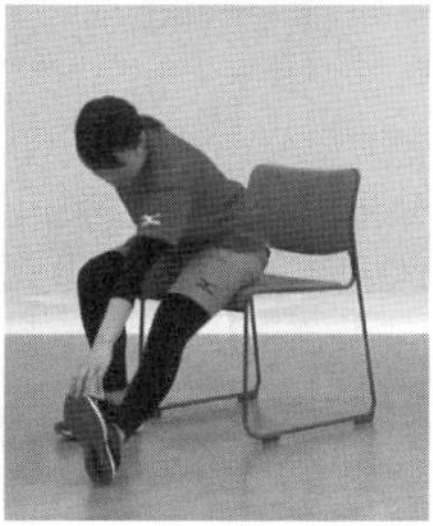

⑥大きく深呼吸

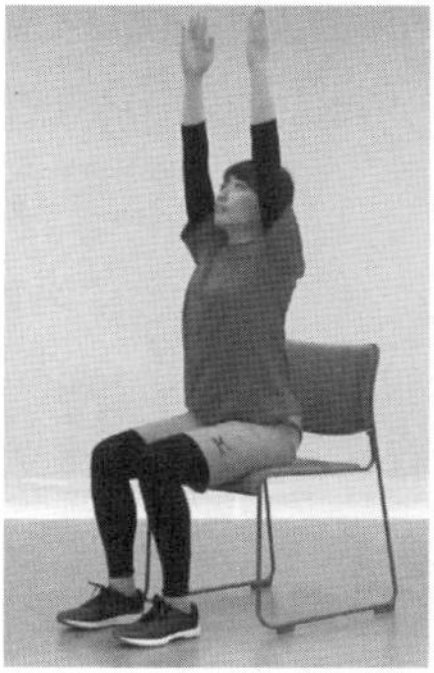

写真提供：鳥取県

「とっとり方式認知症予防プログラム」の運動は、高齢者を想定して開発されたこともあって、紙面でながめているとそんなにキツそうに見えないのではないでしょうか。しかし、実際にやってみると、思いのほか良い汗がかけるはずです。

特に運動習慣のあまりない人であれば、突然負荷の高い・難しい運動に取り組むことは、ケガの危険性があったり、つらくて続けられなかったりしますので、このくらいから始めてみることをお勧めします。

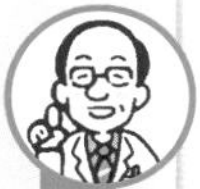

講義のポイント②

- 認知症予防の運動では、有酸素運動と筋力運動の両方を行うこと、身体を動かしながら頭の体操も行うことがポイント
- 若い人や元気な人は、運動時間や負荷を増やし、頭の体操の難易度も上げてチャレンジ!

認知症予防のための「知的活動」

前回は3つの習慣のうち「運動」について取り上げました。今回は「知的活動」についてご詳しくご紹介します。

知的活動とは、認知機能を刺激する活動のことです。認知機能といわれて一般にイメージしがちなのは「記憶力」でしょうが、これ以外にも「注意力」「思考力」「判断力」など様々なものがあります。

私たちは生活の中で、無意識のうちに数多くの認知機能を駆使しています。ですから私は、認知症予防のためには、これらの**認知機能をまんべんなく鍛える**ことが大事だと考えています。そこで「とっとり方式認知症予防プログラム」では、**8つの認知機能を刺激するゲームや課題**を設定しました。

当プログラムでの知的活動の時間は1回50分でしたから、一度に8つの種類を行うことはできません。毎回この中から2つの認知機能を選び、4回参加すると一通りの

8つの認知機能とその特徴

認知機能の種類	解説	解説ページ
視空間認知機能	空間の全体的なイメージをつかむ	142ページ
注意機能	１つのことを続けたり、複数のものから特定のものを見つけたり、同時に注意を向けたりする	146ページ
近時記憶	あることを記憶し、いったんそのことを意識しないようになった後にまた思い出す	150ページ
作業記憶	何かの作業を行うときに、頭の中に必要な情報を置いておく	154ページ
計算力	数を理解して足し算、引き算、掛け算、割り算といった計算をする	158ページ
思考力	観察や記憶によって頭の中に蓄えられた情報を整理したり、結合して新しい関係を作り出したりする	160ページ
遂行力	物事を計画したり、優先順位を付けて効率的に進めたりして、目的を成し遂げる	164ページ
判断力	物事を正しく認識し、目的や条件に応じて必要なものを選ぶ	168ページ

認知機能が鍛えられる、という構成にしました。
実際に、とっとり方式の有効性を証明した実証試験では、左ページの表のようなスケジュールで行いました。

知的活動は、**みんなでワイワイしながらやると、コミュニケーションも取れて一石二鳥**です。しかし、この本を読んでくださっている方は、定期的に集まって認知症予防の活動をするような機会を持つのは難しい状況にあるかもしれません。

そこで本書では、**とっとり方式で採用している知的活動をベースにしながらも、一人でも取り組みやすいもの**をご提案します。まだ認知機能がしっかりしている方でも、面白く取り組んでいただけそうなゲームや課題をご紹介できればと考えています。

なお、一度に8つの認知機能を鍛えようとすると大変ですので、まずは興味を持てそうなものからやってみてください。しかし、同じものばかりしていると、他の認知機能の訓練になりませんから、なるべくまんべんなく取り組んでみてください。できれば、ご自身で不得意だなと思っているものを頑張ってやると良いでしょう。

とっとり方式での知的活動スケジュール

全体のスケジュール

	1週目	2週目	3週目	4週目
導入部（10分）	年月日確認 一言で答える課題	年月日確認 一言で答える課題	年月日確認 一言で答える課題	年月日確認 一言で答える課題
個人で行う知的活動（15分）	近似記憶課題 （記憶力ゲーム）	視空間認知課題 （貼り絵、塗り絵）	作業記憶課題 （クロスワード）	注意課題 （文字探しゲーム）
全体で行う知的活動（20分）	遂行力課題 （手指を使うゲーム）	計算力課題 （数字を使うゲーム）	判断力課題 （お手玉遊び）	思考力課題 （歌詞合わせゲーム）
感想（5分）	教室の振り返り	教室の振り返り	教室の振り返り	教室の振り返り

	5週目	6週目	7週目	8週目
導入部（10分）	年月日確認 一言で答える課題	年月日確認 一言で答える課題	年月日確認 一言で答える課題	年月日確認 一言で答える課題
個人で行う知的活動（15分）	遂行力課題 （カレンダー作り）	計算力課題 （計算問題）	判断力課題 （パズル）	思考力課題 （50音作文）
全体で行う知的活動（20分）	近似記憶課題 （カード合わせ）	視空間認知課題 （文字あてゲーム）	作業記憶課題 （塩・ゴマせんべい）	注意課題 （音あてゲーム）
感想（5分）	教室の振り返り	教室の振り返り	教室の振り返り	教室の振り返り

※括弧内の知的活動は、伯耆町で検証を行った際に、実施したものである。
●8週を1セットとして、同じ内容を3セット（24週間）実施する。

＜知的活動の流れ＞

①**導入**（10分）：まずは参加者全員で声を揃えて「今日は何年何月何日か」を答える。次に、一言で答えられる簡単な質問（今日の朝ご飯、最近の出来事、しりとりなど）を出題し、それぞれ答えてもらう。
②**個人で行う知的活動**（15分）：パズルや計算、塗り絵など、一人でできる課題を行う。
③**全員で行う知的活動**（20分）：みんなで頭を使って楽しめるゲームなどを行う。
④**感想**（5分）：今回の教室について、ポジティブに振り返りを行う。

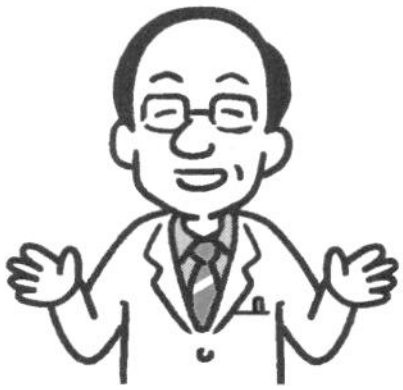
毎回異なる活動を行うことで、認知機能がまんべんなく鍛えられるように工夫しています！

視空間認知機能

どうして視空間認知機能を鍛えるの？

視空間認知機能は、空間の全体的なイメージをつかむための能力です。

そういわれても、ちょっとピンと来にくいですよね。例えば、時計を思い出してください。丸い文字盤の中央から長針と短針が伸びていて、上は12時、右は3時、下は6時、左は9時を示す文字が書かれているはずです。

しかし、視空間認知機能が悪くなると、時計を形づくる要素はわかっているのに、正しい時計の絵を描けなくなります。すなわち、針が出ているところがズレていたり、時間を示す数字が片側だけに寄ったり、てんでバラバラに時計を書いてしまうようになります。

つまり、**視界にある物の配置が正確に把握できなくなる**のです。こうなると実生活においては、以前はできていた車の車庫入れに失敗したり、椅子にきちんと座れなくなったりします。

視空間認知機能が低下すると…

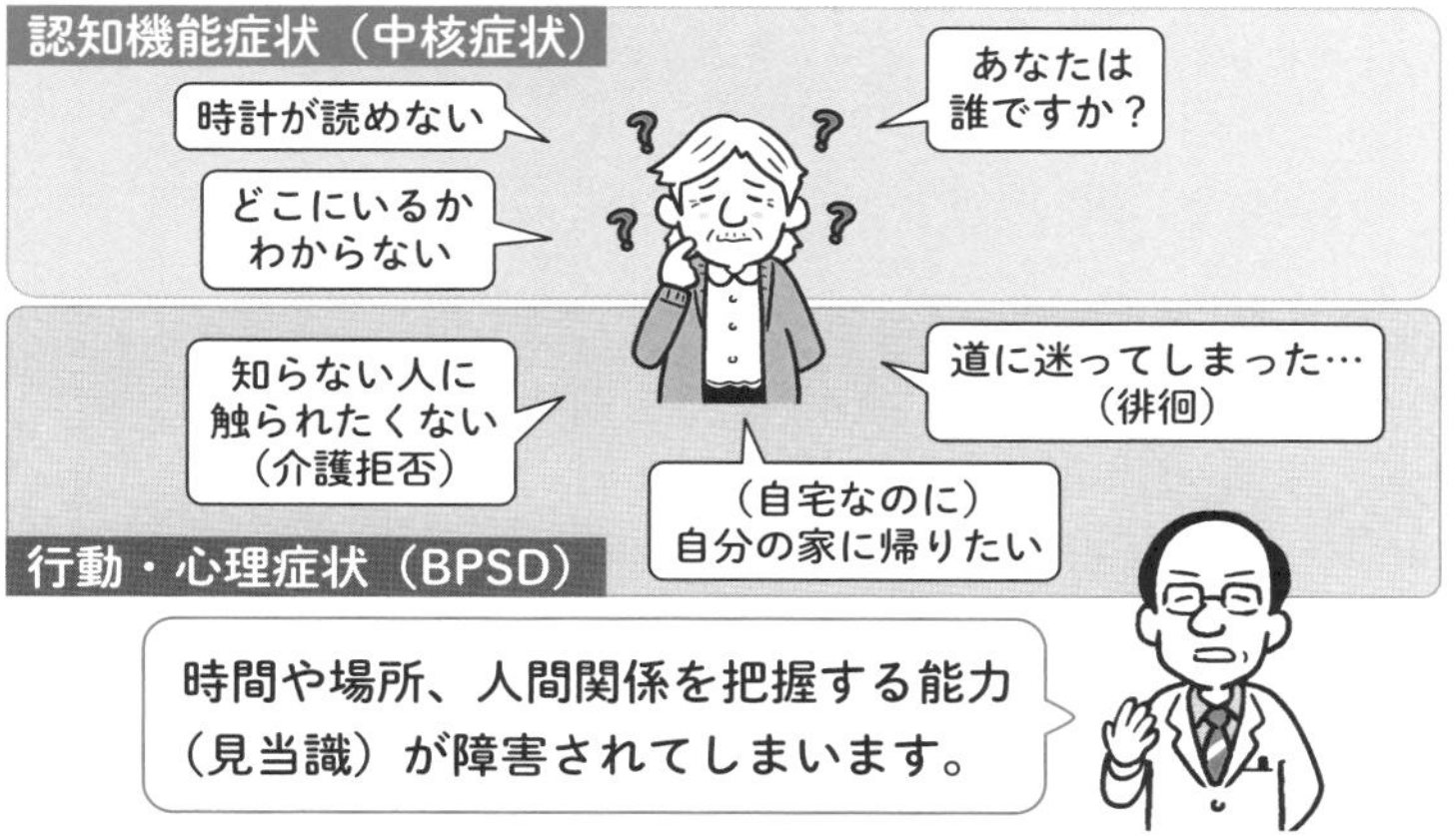
認知機能症状（中核症状）
時計が読めない
どこにいるか
わからない
あなたは
誰ですか？
知らない人に
触られたくない
（介護拒否）
道に迷ってしまった…
（徘徊）
（自宅なのに）
自分の家に帰りたい
行動・心理症状（BPSD）
時間や場所、人間関係を把握する能力
（見当識）が障害されてしまいます。

視空間認知機能を鍛えるには？

視空間認知機能を鍛えるには、図画工作がお勧めです。とっとり方式の実証時（個人の知的活動）に採用したのは「**塗り絵**」「**貼り絵**」です。

「**塗り絵**」は白い紙に黒い線が書いてあるだけですが、そこに絵柄を見出し、区別して塗り分けられるというのは、人間ならではの高度な脳の働きです。塗るときも手や指先を繊細に使いますので、とてもよい脳への刺激になります。

塗り絵では少し物足りないようなら「**貼り絵**」はどうでしょう。色紙を必要な大きさにちぎって、きれいに貼っていくのは、なかなか難しいものです。

さらに難易度を上げるなら、何もない白紙に一から「**絵を描く**」ことに挑戦してみてください。

「**生け花・フラワーアレンジメント**」や「**園芸**」**も視空間認知機能を鍛えるのに有効**です。限られた空間に、季節の花々や草木を美しく配置できるのは、まさに視空間認知機能あってのことです。

もし、何人かが集まって一緒に視空間認知機能のトレーニングができるような環境でしたら、「**文字あてゲーム**」や「**シルエットあてゲーム**」もお勧めです。

文字あてゲームは、背中に指で書かれた文字を推測して、次の人の背中に書いていくという伝達ゲームです。何文字か繰り返し、正しい言葉が伝わっているかどうかで競うチーム戦ができます。また、シルエットあてゲームは、ある物体を2方向で映したシルエットを見せて、その物体が何なのかを当てます。これもチーム対抗戦で盛り上がるゲームです。

視空間認知機能を使う知的活動

個人でできるもの

塗り絵	「大人の塗り絵」ブームにより、単純なものから微細なものまで、多くの種類が出版されています。好きな絵柄を選びましょう
貼り絵	折り紙でも広告チラシでも、身の回りにある色紙を工夫して絵に仕上げてみてください
絵を描く	一から描くのが大変そうなら、好きな絵や写真を真似て描いてみてもいいですよ
生け花・フラワーアレンジメント	花屋で季節のお花を選ぶのも楽しいものです。花以外の物を組み合わせても面白そうですね
園芸	視空間認知機能に良いだけでなく、身体を動かすのでいい運動になります

集団でできるもの

文字あてゲーム	書く文字によって難易度が調節できます。何も用意しなくてもできますし、子どもと一緒に遊ぶと盛り上がるでしょう
シルエットあてゲーム	出題者と回答者に分かれて、チーム対抗戦をすると盛り上がります。ヒントを出し合ったりしてもいいですね

限られた空間に物を正しく配置する活動であればOKです！

例えば、日頃の整理整頓・片付け（本棚、食器入れ、クローゼットなど）も視空間認知機能を使う活動ですよ。

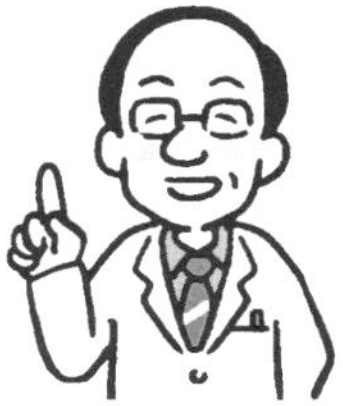

注意機能

どうして注意機能を鍛えるの？

注意機能は、一つのことを続けたり、複数のものから特定のものを見つけたり、同時に注意を向けたりするための能力です。

注意機能が損なわれることで日常生活に支障をきたす最もわかりやすい例は「自動車の運転」です。自動車を運転するときは、刻一刻と変化する状況のなかで、信号や標識などのサインを見逃さないように注意し続ける必要があります。子どもや自転車などの飛び出しなどにも細心の注意をずっと払い続けなければなりません。

自動車の運転に限らず、一つのことに集中することや、雑多な物の中から大事な物を見つけたりすることは社会生活を送る上で大事なことです。日常生活においても、火にかけた鍋の様子に気を配りながら、手を切らないように包丁を使いこなすといったようなことは、普通の人は当たり前のようにやっていることですが、これは脳の注意機能がしっかりと働いているからこそ、できることなのです。

注意機能が低下すると…

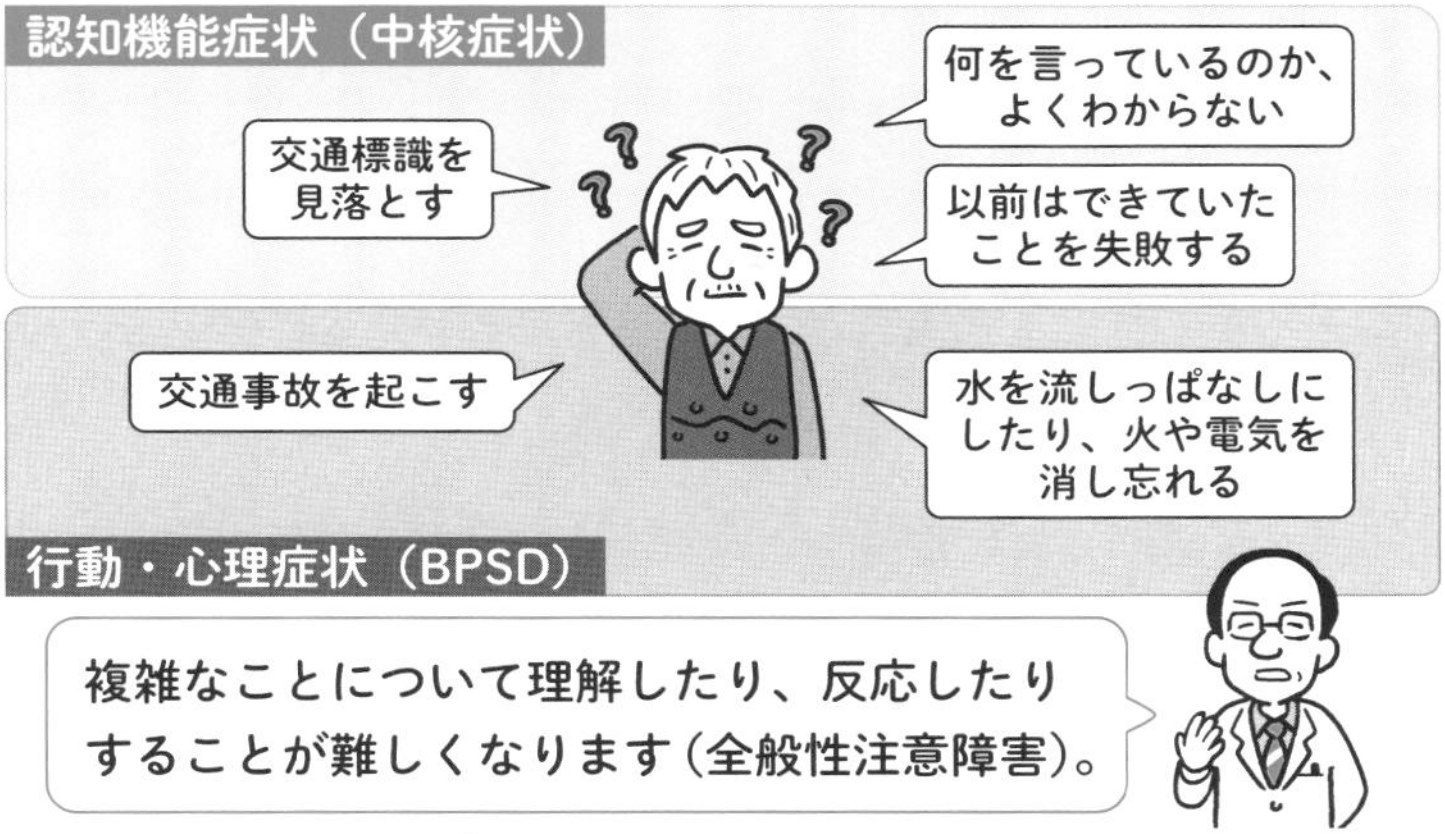
認知機能症状（中核症状）
何を言っているのか、よくわからない
交通標識を見落とす
以前はできていたことを失敗する
交通事故を起こす
水を流しっぱなしにしたり、火や電気を消し忘れる
行動・心理症状（BPSD）
複雑なことについて理解したり、反応したりすることが難しくなります（全般性注意障害）。

注意機能を鍛えるには？

注意機能の鍛錬のために、とっとり方式の実証時（個人の知的活動）に採用したのは「**文字探しゲーム**」です。これは、文章の中から特定の文字を制限時間内に探すというものです。例えば今朝の新聞一面のうち「が」と「を」はいくつ出てくるかを10分以内に数える、などです。

ただ、これだけだと物足りなく感じるかもしれません。その場合は**迷路や点つなぎ、間違い探しなどのパズルがお勧め**です。これらのパズルは新聞や雑誌にときどき載っていますし、書店で購入することもできます。難易度は子どもでもできる簡単なものから、大人でも苦労するような難しいものまで様々です。その中から、自分がやってみて「ちょっと難しくて、解けると達成感がある」くらいのものを選んでください。

また、裁縫や刺繍、編み物などの「**手芸**」も注意機能をよく高めてくれます。思い通りのものを作るためには、一針・一目を間違えずに注意深く進めていく必要があります。手先も細かく使いますので、脳がたくさん働いてくれます。

もし、何人かが集まって一緒に注意機能のトレーニングができるような環境でしたら、「**声あてゲーム**」もお勧めです。複数の人が同時に別のことを言い、それを聞き分けるというゲームです。例えばお題を「果物」にしておいて、3人が同時に別々の果物の名前を言います。それを聞いていた人が、特定の果物名を言っていた1人を当てる、もしくは3人それぞれが何を言っていたかを全て当てる、といったようなルールにすると、チーム対抗戦で楽しむことができます。

注意機能を使う知的活動

個人でできるもの

文字探しゲーム	特別な準備がなくてもすぐに取り組めますし、難易度の調整もできます。楽しく取り組めるお題を考えてみてください。例：チラシの中に「得」という文字がいくつあるか、好きな詩集の中に自分の好きな言葉がいくつあるか、など
パズル	迷路や点つなぎ、間違い探しのように、注意力が必要なものがお勧めです。うっかりすると間違えそうだと思えるものが、注意機能を鍛えるのにちょうどいい難易度です
手芸	初心者なら、必要な材料と作り方が付いている手芸キットが始めやすいでしょう。慣れたら、手引書を参考に自力で作れるようになります。編み物、洋裁、アクセサリーなど、お好きなものをどうぞ。プラモデルもOKです

集団でできるもの

声あてゲーム	複数人の声の聞き分けは、注意機能だけでなく、聴覚を鍛えることにもつながります

限られた時間内で集中して、色々ある中から目的のものを見つけるような活動であればOKです！

例えば、調べ物をする（辞書を引く、資料の中から目的の記載を見つける）、一度に何品も作るような料理をすることも注意機能を使う活動ですよ。

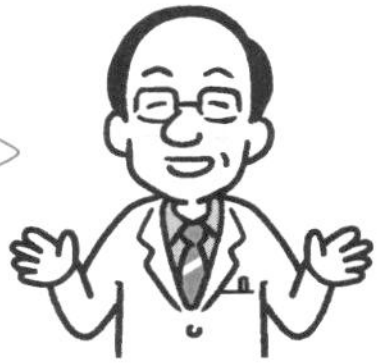

近時記憶

どうして近時記憶を鍛えるの？

近時記憶とは、あることを記憶し、いったんそのことを意識しないようになった後にまた思い出すという能力です。

例えば、晩ご飯に使う材料の買い出しをイメージしてみてください。朝に冷蔵庫の中身を確認して、今日の晩ご飯の献立を決めたとします。足りない食材は仕事帰りにスーパーに寄って買い足すことにしました。この場合、朝に買うべき食材を記憶しますが、仕事中は食材のことは意識せず、スーパーに入ってから思い出すことになります。これが近時記憶という脳の機能です。

認知症の症状というと、多くの人は「もの忘れ」を想起すると思います。これは近時記憶の能力が低下したために起こる症状です。認知症の初期では「**最近覚えたことを忘れる**」ことが目立ってきます。認知症を早期に疑う上で、近時記憶が保たれているかということは非常に重要なポイントです。

ちなみに誰でも、うっかりして買う物を間違えてしまうことはよくあります。その

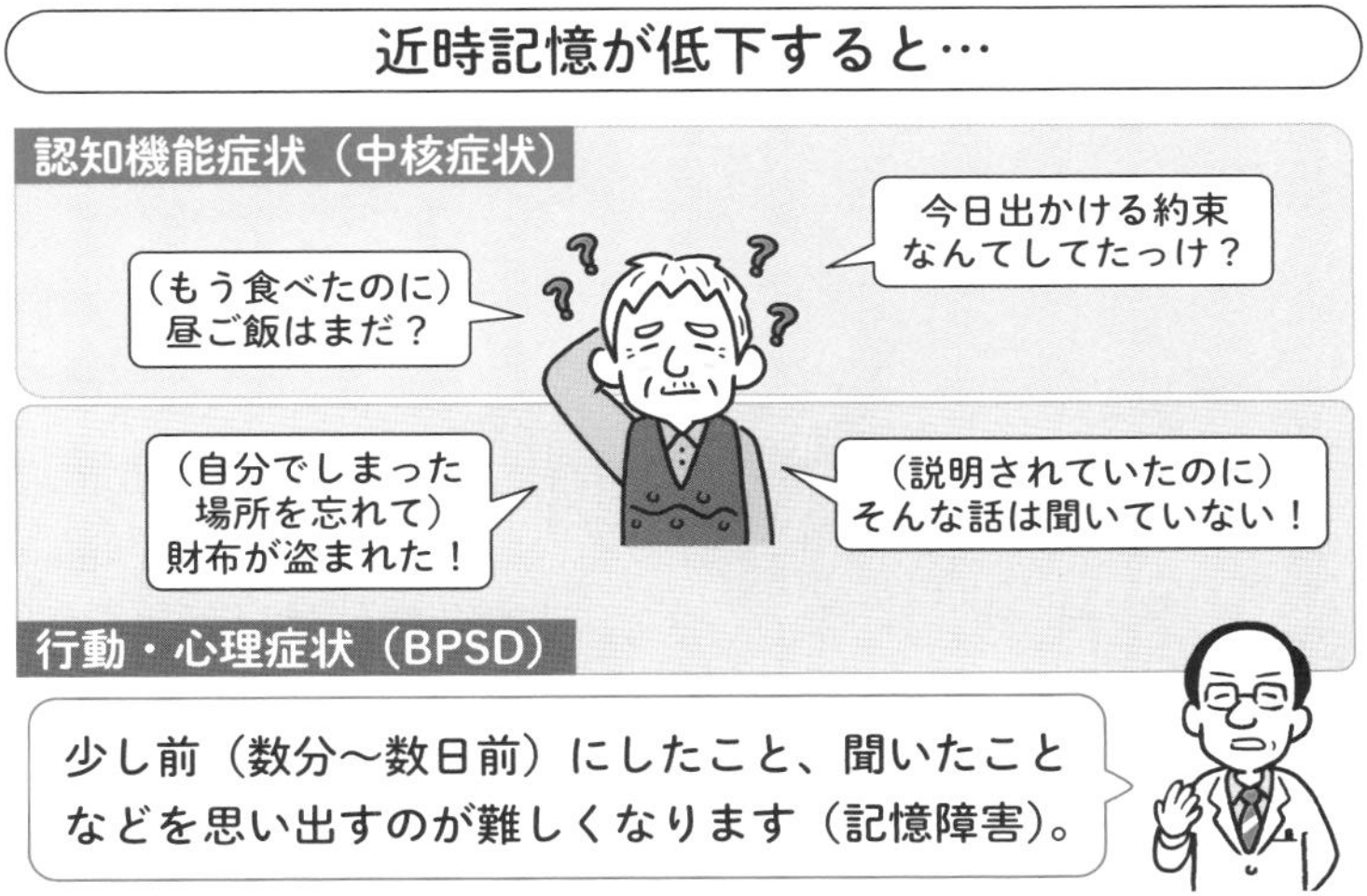
近時記憶が低下すると…
認知機能症状（中核症状）
（もう食べたのに）
昼ご飯はまだ？
今日出かける約束
なんてしてたっけ？
（自分でしまった
場所を忘れて）
財布が盗まれた！
（説明されていたのに）
そんな話は聞いていない！
行動・心理症状（BPSD）
少し前（数分〜数日前）にしたこと、聞いたこと
などを思い出すのが難しくなります（記憶障害）。

程度のことだけで認知症を疑うのは心配し過ぎです。人間は加齢により、記憶力が年相応に低下してくるものですから。しかし、スーパーに寄るという予定を立てていたこと自体を忘れた、晩ご飯を食べたこと自体を覚えていないというのは黄色信号です。こういった場合は一度「もの忘れ外来」などで診てもらった方がいいでしょう。

近時記憶を鍛えるには？

さて、**近時記憶を鍛えるには、記憶力を使うゲームや課題がお勧め**です。何かを記憶した後に、他のことをして意識を逸らせてから、後で思い出すようなルールであれば何でもいいです。

近時記憶の鍛錬のために、とっとり方式の実証時（個人の知的活動）に採用したのは「**記憶力ゲーム**」です。これは、いくつかの言葉を記憶した後に、歌を歌うなど別のことをしてから、先ほど記憶した言葉を思い出して答えるというものです。

また、トランプの**カード合わせ（神経衰弱）**はピッタリのゲームです。ただし、何人か一緒にやってくれる人がいれば盛り上がるのですが、一人だと少し楽しみにくいですね。

お一人でしたら、記憶力を使って「**勉強**」に取り組んでみてはいかがでしょうか。今は人生100年時代です。若いときだけでなく一生にわたって勉強を続ける「**生涯学習**」や、年を取ってからの「**学び直し**」という言葉を聞いたことがある方も多いと思います。どのような科目・領域でも、いくらかは暗記が必要になりますから、勉強することは記憶力を鍛えることにつながると考えられます。

すでに申し上げた通り、**知的好奇心の強さ、興味の幅広さは、認知症の予防につながります**（109ページ参照）。生涯学習や学び直しなどの勉強は、知的好奇心や興味の幅を広げてくれます。英会話のフレーズを覚えたり、歴史を学び直したり、パソ

近時記憶を使う知的活動

個人でできるもの

記憶力ゲーム	紙にいくつかの言葉や数字を書いて、伏せておきます。その後に全く関係のない別のこと（家事や用事など）をして、紙に書いたものからいったん意識を外します。しばらく経ってから、紙に何と書いたのか思い出し、当てるゲームです 一緒にやってくれる人がいるなら、お互いに記憶する言葉を出し合ったり、思い出せないときにヒントを与えたりすることができます
勉強（生涯学習）	暗記することが必要な勉強（例：英会話、歴史など）をしたり、興味のある資格・検定試験にチャレンジしたりしましょう。新しいことに触れるだけでなく、数日前に学んだことを思い出す「復習」が大事です

集団でできるもの

カード合わせ（神経衰弱）	裏向きに伏せたトランプをめくっていき、同じ数字のカード（ペア）を探すゲームです トランプでなくとも、ペアになるものが書いてあれば何でもOKです

**数分〜数日前に覚えたことを思い出すような活動であればOKです！

例えば、買い物するときに冷蔵庫の中に何が入っていたかを考えたり、昼間にお友達とどんな話をして盛り上がったかを夜に思い出すことも、近時記憶を使う活動ですよ。**

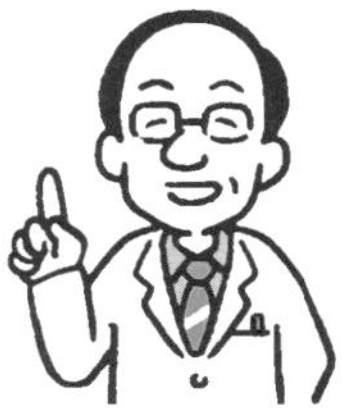

コンやスマホの使い方を練習したり……何でも構いません。もう年だからと敬遠せず、気になっていたことにチャレンジしていただければと思います。

作業記憶

どうして作業記憶を鍛えるの？

作業記憶は、何かの作業を行うときに、頭の中に必要な情報を置いておく能力です。

わかりやすくいうと、私たちの膨大な記憶は普段はタンスの中にしまい込まれています。何かを考えたり行ったりするときに、その都度、必要な記憶だけをそのタンスから取り出して、手元に置いておく必要があります。そのときの記憶の置き場所が、作業記憶です。

この作業記憶が非常に優れた人の例としては、最年少でタイトルを獲得した棋士の藤井聡太さんです。最善の一手を打つために、何十手先も頭の中で検討できるのは、作業記憶の優秀さがあってこそです。

もっと身近なところでいうと、「料理」は作業記憶をよく使います。なぜなら、レシピを一通り想起し、頭に置いておきながら調理を進めていくからです。慣れている人なら、複数のレシピを想起し、効率の良い手順を頭の中で組み立てて、短い時間で何品も作ることができます。

もし作業記憶の能力が低下すると、段取り良く物事を遂行することが難しくなります。必要な記憶が思い出しにくいので、順序を間違えたり、手が止まってしまったりします。日常生活を円滑にこなせなくなってしまいます。

作業記憶を鍛えるには？

作業記憶の鍛錬のために、とっとり方式の実証時（個人の知的活動）に採用したのは「**クロスワード**」です。ナンバープレイスといった類似のパズルでも構いません。要は、候補となる文字や数字を想起し、いくつかの候補を頭の中に置いておくことが必要なものであればいいです。パズルであれば一人でいつでもできますし、難易度の調整も簡単です。

これらのパズルを解くときには、思い付いた文字や数字の候補をメモ書きする方もいらっしゃるかもしれません。できれば、候補をメモせず、頭の中だけに置いておくようにすると、より難易度が上がりますし、作業記憶をよりよく使うことができます。

作業記憶が低下すると…

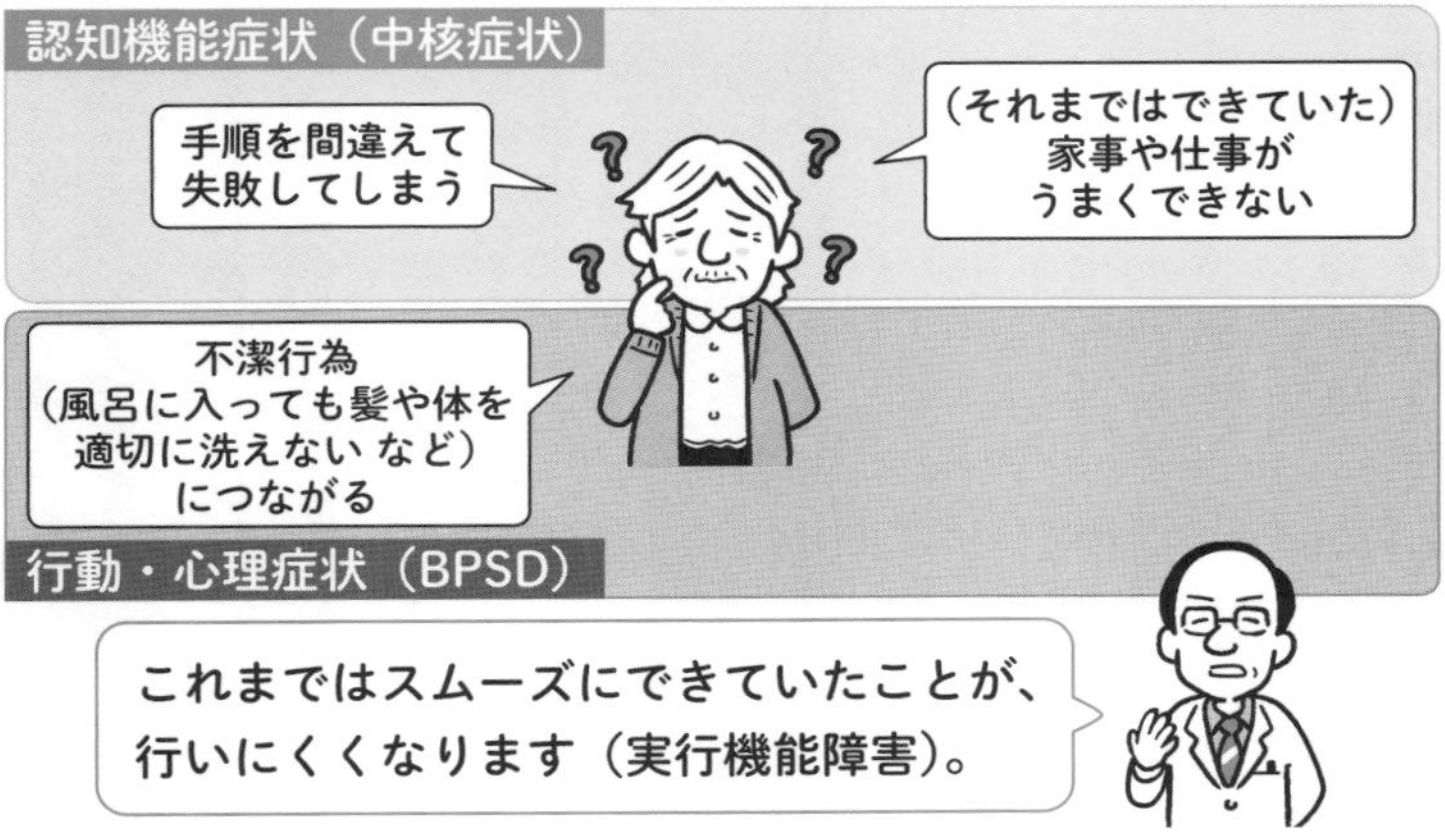
認知機能症状（中核症状）
手順を間違えて失敗してしまう
（それまではできていた）家事や仕事がうまくできない
不潔行為（風呂に入っても髪や体を適切に洗えない など）につながる
行動・心理症状（BPSD）
これまではスムーズにできていたことが、行いにくくなります（実行機能障害）。

また、何もなくてもすぐにできるのは**「数字の逆唱」**です。例えば「584」という数字をパッと見て覚え、その数字を逆から読む（485）という訓練です。一見簡単そうに思えるのですが、やってみると頭がこんがらがってしまいそうになります。3桁では簡単すぎるなら、桁数を増やすと難易度がどんどん上がります。数字を逆に読むのではなく、覚えた数字の2番目・3番目・1番目の順で言う、といったルールにすると、より難しくなります。チームを組んで相談しながら答える対抗戦にしても面白いですよ。

作業記憶を使う知的活動

個人でできるもの

パズル	クロスワードやナンバープレイス（ナンプレ）など、候補となる文字や数字を頭の中で想起しつづけておく必要があるパズルを選びましょう
数字の逆唱	いつでもどこでもできます。任意の数字を頭の中で想起し、逆から読んだり、決めた順に入れ替えて読んだりします。一人でやってもいいですし、複数人で対抗戦にすることもできます
料理	レシピに一通り目を通し、その後はなるべく見ないようにして料理をすると、作業記憶を鍛えることができます

集団でできるもの

ボードゲーム	将棋、囲碁、オセロなどのボードゲームは「先を読む」ことが必要になります。そのときに作業記憶がよく使われます。コンピューターとの対戦にすれば一人でもできますし、難易度調整もできます

頭の中で先読みをしたり、手順を覚えておくような活動であればOKです！

家事や用事をするときに、なるべくメモなどを見ずに自分の頭だけで思い出すようにするといいでしょう。ただし、それで失敗してしまっては本末転倒ですので、無理はしないでくださいね。

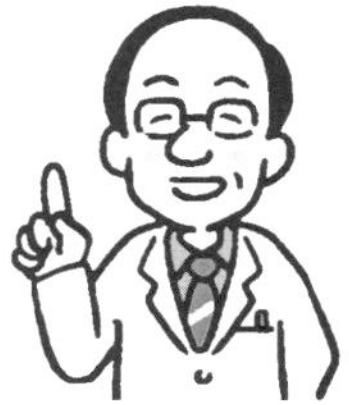

計算力

どうして計算力を鍛えるの？

計算力とは、その名の通り、数を理解して足し算、引き算、掛け算、割り算といった計算をする能力です。何だそんなことか、と思われたかもしれませんが、数字の概念を理解して使いこなす能力は、人間ならではの高等な脳の機能です。計算力が低下すると、買い物をしたときにお釣りの計算ができない、家計簿が付けられない、バスが出るまでの残り時間を間違えるなど、日常生活の細かいところでつまずくようになります。

近年はテクノロジーが進歩し、人間が暗算しなくても、機械が自動的に計算してくれるような場面が増えました。しかし、計算力は普段から使っていないと衰えてしまいます。

計算力を鍛えるには？

計算力を鍛えるには「**計算問題**」をすることが勧められます。とっとり方式の実証

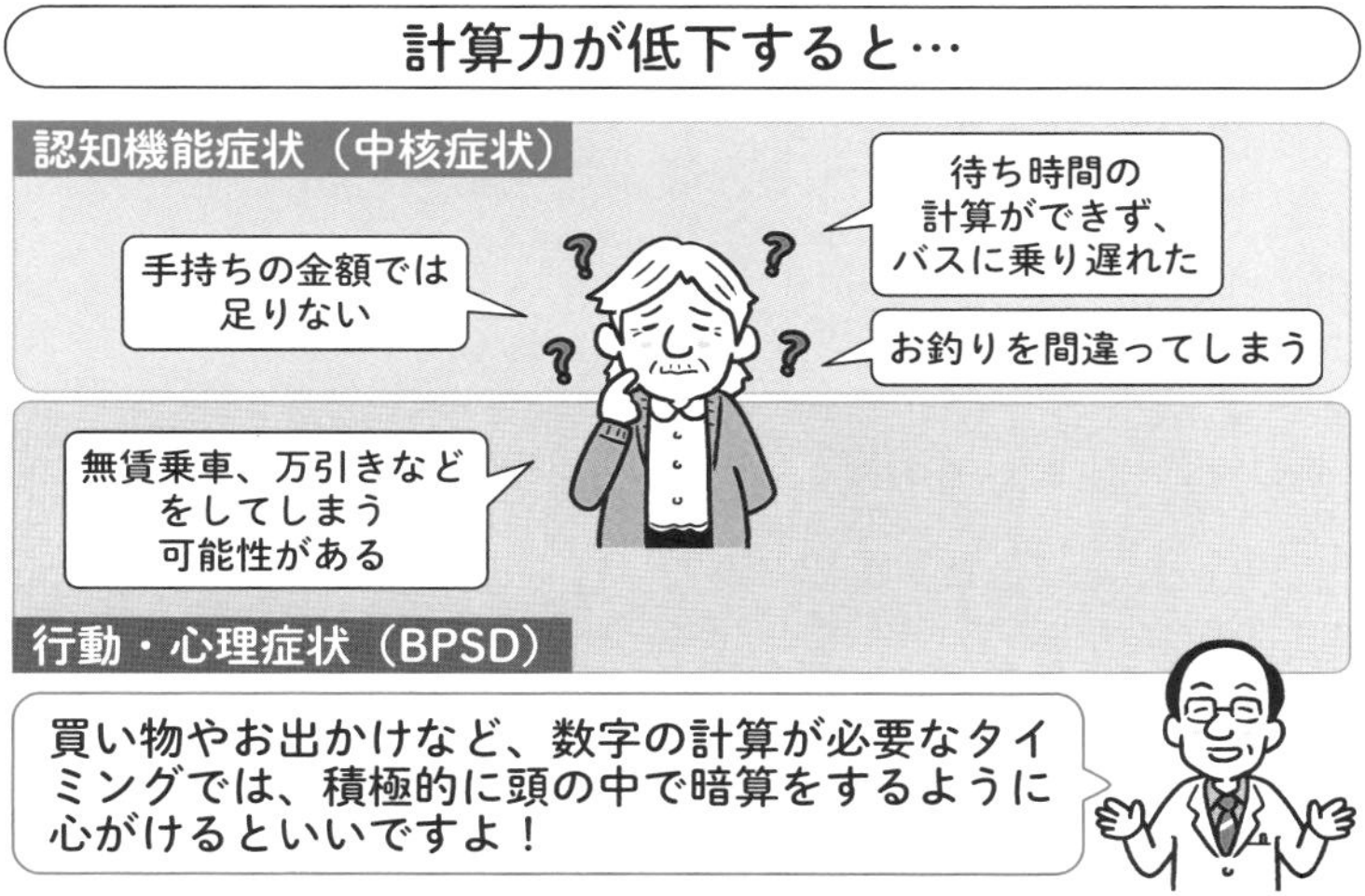
計算力が低下すると…
認知機能症状（中核症状）
手持ちの金額では足りない
待ち時間の計算ができず、バスに乗り遅れた
お釣りを間違ってしまう
無賃乗車、万引きなどをしてしまう可能性がある
行動・心理症状（BPSD）
買い物やお出かけなど、数字の計算が必要なタイミングでは、積極的に頭の中で暗算をするように心がけるといいですよ！

時（個人の知的活動）でも、お釣りや時間の計算をしていただきました。市販の算数ドリルを用意して取り組んでいただいてもいいですし、生活の中で数字が出てくるときに、積極的に暗算をするということでも結構です。例えば、カゴに入れた商品の合計金額を計算しながら買い物をする、レジでお釣りを暗算する、計算機に頼らずに自分で計算してみるなどです。

なお、何人かいるときにできるものとしては、ルーレットを何回か回して出た数字を足していき、多かった人が勝ちというゲームや、スクリーンに次々と映った数字を暗算していくというものがあります。

とにかく**計算をする場面があれば、計算力を鍛えるチャンス**だと思って、チャレンジしてくださいね。

思考力

どうして思考力を鍛えるの？

思考力とは、観察や記憶によって頭の中に蓄えられた情報を整理したり、結合して新しい関係を作り出したりする能力です。新たな発想・アイデアを生み出す能力でもあります。

思考力というと、頭の良い人が難しいことを考えているようなイメージがありますが、実は日常生活の中でも私たちは常に思考力を使っています。身近な例を挙げると「**おしゃべり**」です。

誰かと会話をするときには、その人の発した言葉だけでなく、置かれた状況や意図、好き嫌いなどを頭の中で想起し、言うべき内容と表現を組み立てて発言しています。常に「これを言うと相手はどう感じるだろう」「このような言い方では、この人に対しては失礼ではないか」などと判断して言葉を選んでいるのです。空気を読みながら正しく**会話のキャッチボールができるのは、まさに思考力のおかげ**です。

特によく知らない人と話す場合は、会話を通じてその人の情報を頭の中に入れていって、よく考えながらお話をするはずです。こんなときは脳がフル回転しています。逆によく知っている人、いつもしゃべっている人が相手だと、そこまで考えなくても会話ができてしまうので、脳へのトレーニングとしてはやや物足りないものになるでしょう。

思考力を鍛えるには？

思考力の鍛錬のために、とっとり方式の実証時（個人の知的活動）は「**50音作文**」を行いました。これは50音を1文字ずつ頭文字にして文を作るというものです。例えば、あ行なら「明日は晴れるよ・いつも元気だ・運動をした・絵を描いた・おしゃべりした」というような、ごく簡単な文で大丈夫です。慣れてきたら、テーマを決めたり、文章同士の内容がつながるようにしたりすると難易度を上げられます。

「50音作文」では物足りないなら、ぜひ**川柳や俳句、短歌、詩**などにチャレンジし

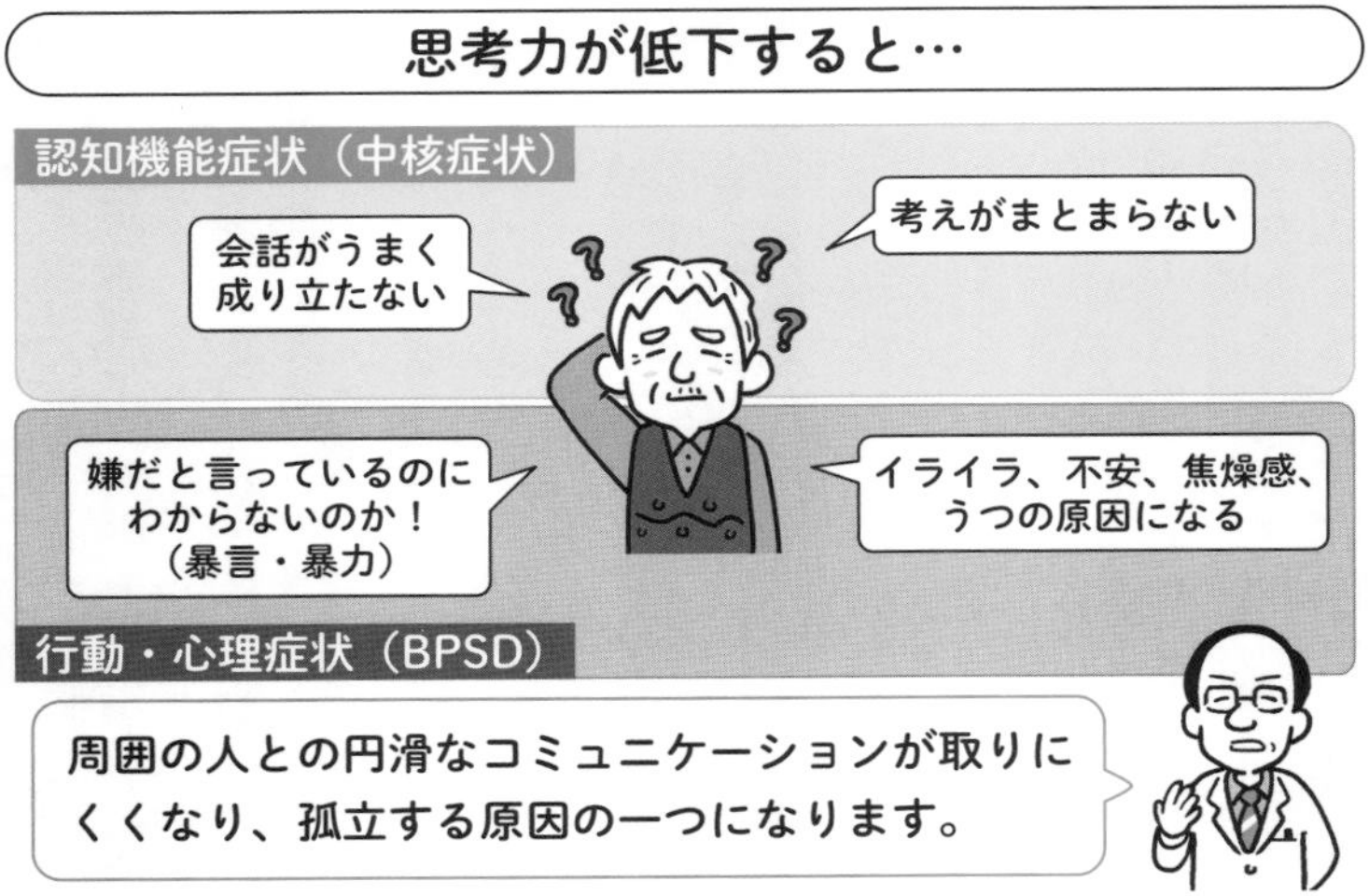

思考力が低下すると…
認知機能症状（中核症状）
会話がうまく
成り立たない
考えがまとまらない
嫌だと言っているのに
わからないのか！
（暴言・暴力）
イライラ、不安、焦燥感、
うつの原因になる
行動・心理症状（BPSD）
周囲の人との円滑なコミュニケーションが取りに
くくなり、孤立する原因の一つになります。

てください。これらは見たこと・感じたことを短く表現するという作業です。それには自分の頭の中を整理し、相手にも伝わるように適切で美しい響きの言葉を並べなくてはなりません。

また、メールや文章を書くときにも、思考力を鍛えることができます。思い付いたことをダラダラと書くのではなく、要点をしっかり捉えて、端的に、相手が理解しやすいように工夫して記述することは、頭をよく使う作業です。

もし、何人かで一緒に思考力のトレーニングができるようでしたら、「**しりとり**」や「**クイズ**」「**連想ゲーム**」もお勧

思考力を使う知的活動

個人でできるもの

50音作文	頭文字を決めて文を作ります。頭文字から連想される言葉から適切なものを選んだり、さらに連想を広げて次の頭文字との連動を図る必要があります。単純なように見えて、実は思考力をよく使います
川柳、俳句、短歌、詩	頭に浮かんだイメージを、文字数制限などのルールを踏まえて、いかに芸術的に表現できるかが肝です。難易度が高く、思考力がかなり使われます
文章を書く	相手が理解しやすい文章を書くことは、意外と難しいものです。普段から書いているメールや文章、SNSのメッセージなどを意識的にブラッシュアップすることが、思考力の訓練にもつながります

集団でできるもの

しりとり、クイズ、連想ゲーム	連想ゲームはもとより、しりとりやクイズも連想することが必要なゲームです。思考力は、既存の情報を使って新たな発想・アイデアを生み出す能力でもあります。このことと連想することは、頭の使い方として似ています

俳句や文章のプロのように、うまい表現をめざす必要はありません。まずは相手に、自分の思っていることがきちんと伝わることを重視して、「こう言ったらわかるかな」「言い換えてみたらどうだろう」などと考えてみてください。

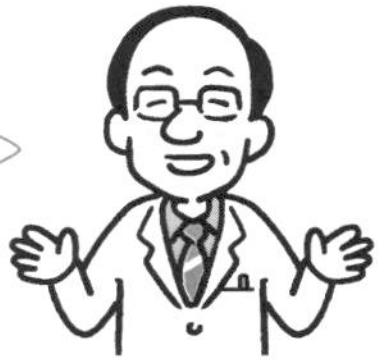

めです。しりとりはテーマを決めて行うと難易度を上げられます。クイズもすでにできている市販のものなどを流用してもいいですが、自分たちでクイズを作るところから始めるのも面白いものです。連想ゲームは代表者だけがお題を知っている状態で、そのお題に関するヒントを他の人に教えて、当ててもらうというものです。ヒントを出す側も答える側も頭をよく使い、盛り上がるゲームです。

遂行力

どうして遂行力を鍛えるの?

遂行力とは、物事を計画したり、優先順位を付けて効率的に進めたりして、目的を成し遂げるために必要な能力です。

「段取り8分、仕事2分」という言葉があります。事前にしっかりと段取りしておけば、それだけで8割はできたようなもので、作業をより早く楽に終えることができる、という意味です。「**要領の良さ**」と言い換えてもいいかもしれません。

遂行力の重要性がよくわかる例は「**料理**」です。いつものご飯の時間に間に合うように何品かを同時に調理するには、複数のレシピを組み合わせて、手順を考えること

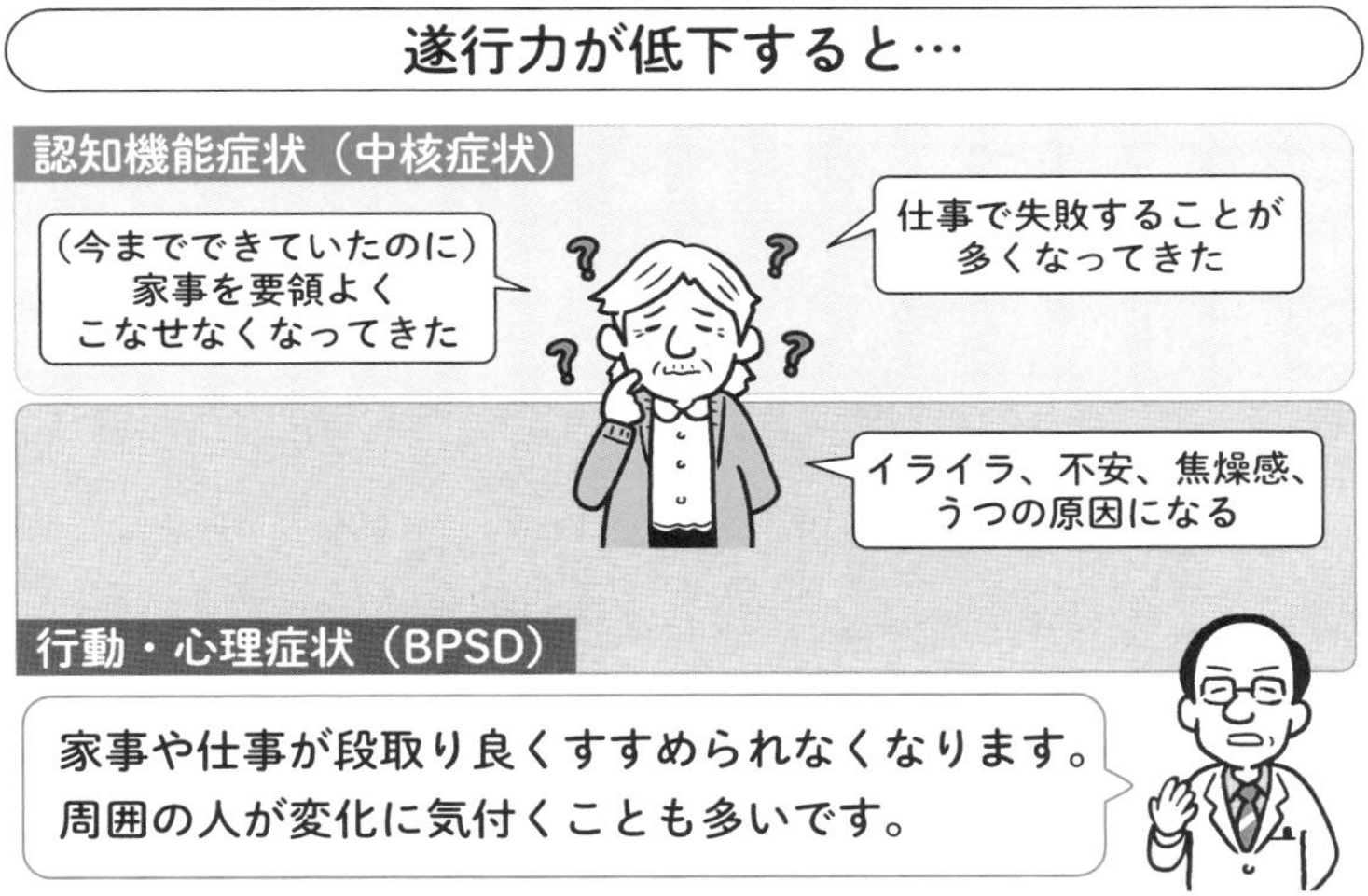
遂行力が低下すると…
認知機能症状（中核症状）
（今までできていたのに）家事を要領よくこなせなくなってきた
仕事で失敗することが多くなってきた
イライラ、不安、焦燥感、うつの原因になる
行動・心理症状（BPSD）
家事や仕事が段取り良くすすめられなくなります。周囲の人が変化に気付くことも多いです。

が必要です。煮えにくい食材から先に煮始めないといけませんし、煮ている間の時間を有効利用して肉や魚を焼いたり、味噌汁を用意したりします。手が空けば調理器具を洗い、食器や箸のセッティングもします。これらをタイミングよく実行し、予定通りに食卓を完成させるのは、まさに遂行力のなせる技です。

遂行力を鍛えるには？

この遂行力を鍛えるには、**手芸や折り紙、楽器演奏**などがお勧めです。これらは料理と同様に、順番やタイミングを間違えると完成させることができません。「まずこれをやってから、次はこうして、その次は…」という具合に、計画的に作業を進めていく必要があります。また、手先を器用に使って作業することが必要になりますので、脳をよく刺激します。

とっとり方式の実証時（個人の知的活動）では「**年間カレンダー作り**」を行いました。上部には写真や絵、下部には日数があるひと月1枚の手作りカレンダーです。これも立派な手芸（創作物）です。

折り紙は子どもの遊びと思われがちですが、大人のための折り紙本なども出ています。精巧なオブジェとして飾れるようなものもありますし、小物入れのように実用的なものもあります。お気に入りの柄や色の紙を用意して、少し難しく感じるくらいの題材にチャレンジしていただくといいでしょう。

楽器演奏についても、本格的な楽器がなくてもいいのです。段ボールや空き缶を太鼓に見立てて、好きな曲に合わせて叩くだけでも、立派な演奏になります。ただし、てんでバラバラに叩くのではなく、楽譜に合わせて決まったタイミングで叩くようにしてください。

一緒にできる仲間がいるなら、手指を使ったゲームをしてみてください。例えば「**耳**

遂行力を使う知的活動

個人でできるもの

手芸	初心者なら、必要な材料と作り方が付いている手芸キットが始めやすいでしょう。慣れたら、手引書を参考に自力で作れるようになります。編み物、洋裁、アクセサリーなど、お好きなものをどうぞ。プラモデルもOKです
折り紙	子どものときから慣れ親しんだ折り紙をしていただいてもいいですし、大人向けの折り紙本を参考に少し難しいものに挑戦しても楽しめますよ
楽器演奏	楽器演奏は手先だけではなく、聴覚もよく刺激することができます。遂行力を鍛えるには、楽譜などに合わせて、決まったリズム・タイミングで演奏することが大事です

集団でできるもの

耳鼻つまみ	ルールを守り、タイミングよく決まった行動をすることが重要なゲームであれば、遂行力を刺激することができます

普段から段取りよく家事や仕事に取り組んでおられる方は、自然と遂行力が鍛えられていると考えられます。趣味や遊び、ちょっとした用事や連絡についても、段取りをうまくするように心がけるといいでしょう。

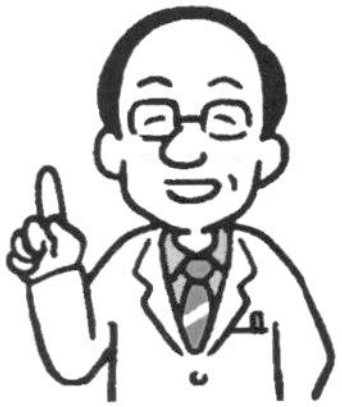

鼻つまみ」では、右手で鼻、左手で左耳をつまみ、「はい」という掛け声で右手は右耳、左手は鼻というようにつまむ場所を入れ替えます。つまむ耳の左右を変えたり（例：左手で右耳をつまむ）、掛け声のテンポを早くしたりすると、難易度が上がって盛り上がります。

このように、掛け声に合わせて左右の手の位置やポーズを入れ替えるようなゲームのルールをオリジナルで考えて、皆でやってみてください。

判断力

どうして判断力を鍛えるの？

判断力とは、物事を正しく認識し、目的や条件に応じて必要なものを選ぶのに欠かせない能力です。

判断力は、前述した注意機能と同様に「自動車の運転」に必須の能力です。赤信号を見たらブレーキを踏む、駐車している車の陰から子どもが飛び出す可能性を考えて減速しておくなど、正しい判断力なくして安全運転はできません。判断力や注意力が衰えてきていて、家族や周囲の人が心配しているのに、運転免許を返納せずに頑なに

判断力が低下すると…
認知機能症状（中核症状）
正しいバスや電車に乗れない
危険な運転をしてしまう
赤信号を渡る
必要のないものを買ってしまう
徘徊、不安、うつの原因となる
行動・心理症状（BPSD）
交通事故や経済的な損失などにつながることもあるため、判断力の有無はとても大事です。

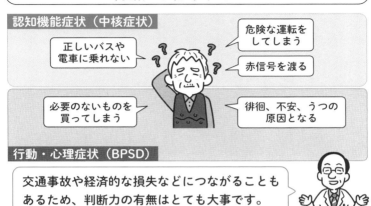

運転し続けるのは、まさに判断力の欠如といえるでしょう。

運転に限らず、日常生活において判断力は欠かせません。スーパーに行って必要なものを選んで買うにも、時刻表や各種表示を見て正しい電車に乗るにも判断力が使われます。

高齢者の判断力の低下につけ込んだ卑劣な犯罪も、後を絶ちません。遠くに暮らす家族を装ったオレオレ詐欺や、銀行員などを装って給付金や貯金を騙し取ろうとする詐欺など、その手段はどんどん巧妙になってきています。できる限り長く、判断力をキープしておきたいものです。

判断力を鍛えるには？

判断力を鍛えるには、パズルがお勧めです。とっとり方式の実証時（個人の知的活動）では「**ジグソーパズル**」を行いました。本来の絵柄と、ばらばらになったピースを見比べて、正しい場所を判断していくパズルです。

様々な絵柄のジグソーパズルが市販されていますので、好きな絵柄、判別が難しい絵柄、勉強になる絵柄など、選ぶのも楽しいものです。ピースの数が増えれば難易度が上がっていきます。小さなピースを手先で扱うことも、脳をよく刺激します。

また、市販のジグソーパズルを買わなくても、新聞折込のチラシなどを破くことで代替品が作れます。破る回数を増やせば、難易度はどんどん上がります。

何人か集まったなら「**バランスゲーム**」がお勧めです。有名なのは「ジェンガ」で、タワー状に積み上げた細長い木片を1本ずつ引き抜いていきます。抜けば抜くほどタワーはグラつきますので、どこを抜くべきか慎重に判断しないといけません。倒してしまった人が負けになります。こういったゲームはおもちゃ売り場などで色々な種類

判断力を使う知的活動

個人でできるもの

ジグソーパズル	市販のものでも、自作でもかまいません。どこに何が当てはまるのかを判断しながらピースをはめていく作業は、判断力だけでなく目や手先をよく動かして、脳に刺激を与えます。好きな絵柄を選んで、楽しんでください

集団でできるもの

バランスゲーム	バランスを崩さないように慎重に、物を積み上げていく、もしくは積み上げたものから引き抜いていくゲームです。様々な種類が市販されていますし、自作もできます。判断を誤ると豪快に崩れるというわかりやすさもあり、子どもからお年寄りまで、誰でも楽しめます
お手玉・輪投げ	身の回りにあるおもちゃを使って、何らかのルールを設けたら、それが判断力を鍛えるゲームになります。お手玉や輪投げは手をよく使うことになりますので、お勧めです

普段から車に乗っている方は、運転中に判断力や注意力をよく使っているはずです。安全な運転を心がけることが、認知症予防にもつながっているといえるかもしれません。

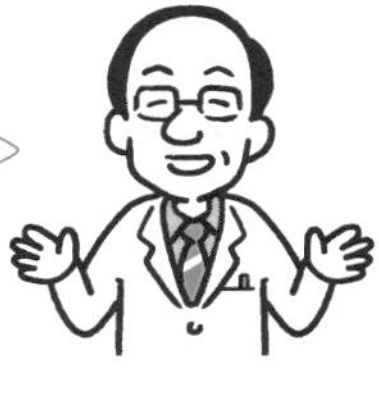

が販売されています。

バランスゲームも自作することができます。例えば牛乳パックを細く（約1・5㎝）輪切りにしたものを用意して、できるだけ高く積み上げるという「**グラグラやぐら**」というゲームができます。時間内に最も高くできた人（チーム）が優勝です。

この他にも、お手玉や輪投げ、風船などを使って判断力を鍛えることもできます。ポイントは、それに**何らかのルールを設ける**ことです。例えば、決まった箱に同じ色のお手玉を投げ込むとか、「あんたがたどこさ」の歌を歌いながら、「さ」のタイミングでお手玉を次の人に渡すといった決まりごとです。これによってゲームとしての楽しさが出ますし、難易度の調整もできます。手元にあるもので工夫し、楽しめるルールを考えてみてください。

知的活動をコミュニケーションにつなげよう

ここまで8つの認知機能について、それぞれの特徴・重要性と鍛えるための方法をお伝えしてきました。これら8つをまんべんなく使えるように、色々な課題やゲームに取り組んでいただければと思います。

すでにお気付きかとは思いますが、ここまでに紹介した課題やゲームは、**認知症を予防したいご本人だけでなく、ご家族やお友達を巻き込んで楽しく行える**ものです。ここでひとつ、知的活動に取り組むなかで良い体験をされた方のお話を紹介します。

その方は「とっとり方式認知症予防プログラム」に参加していました。お孫さんと一緒に暮らしていたのですが、お孫さんは「おばあちゃんとお話ししても同じことばっかり言う」とか「私の名前とお姉ちゃんの名前をいつも間違えるから返事したくない」などと言って、その方との関係はあまりうまくいっていませんでした。

ある日、その方が認知症予防教室の宿題として出されたパズルや計算問題などをご自宅でやっていると、お孫さんが興味を示しました。やがておばあちゃんと一緒に取り組むようになり、コミュニケーションがよく取れるようになったそうです。ちょうどお孫さんが学校で出されている宿題と似たような内容だったので、話が盛り上がったようです。

そう考えると、孫や近所の子どもの勉強を一緒に見てあげるということも、知的活動の一種にもなるのではないでしょうか。

また、知的活動を行う際には「**自分が楽しいと感じて続けられるもの**」を選ぶようにしてください。知的活動に楽しく取り組めていると、脳の中で気分が良くなるホルモン（エンドルフィンなど）が出るとともに、神経栄養因子も活発に出てきて、**弱っている神経細胞を活性化**させることが期待できます。

ですから、難しくてできないもの、簡単すぎてつまらないもの、自分には向いていないと感じるものを無理にやる必要はありません。残念なことに、ご家族が認知症を心配するあまりに、その人の認知機能のレベルを超えた難しいものを強要されて、泣きながらやる、という事例を聞いたことがあります。それでは効果がありませんし、とんでもない悲劇です。

ちなみに私たちは、タッチパネル式のコンピューターで認知機能がどの程度のレベルかを判定したうえで、そのレベルに応じた問題を出題する「物忘れトレーニングプログラム」（ものトレ）を開発しました（日本光電工業株式会社が販売）。個人で買うには高額かもしれませんが、役所や地域包括支援センターなどに設置されているものもありますので、見かけたら試してみてください。

本書で紹介したものの他にも、認知機能を高める知的活動は数多くあります。あなたに合ったものをたくさん見つけて、楽しく取り組んでください。

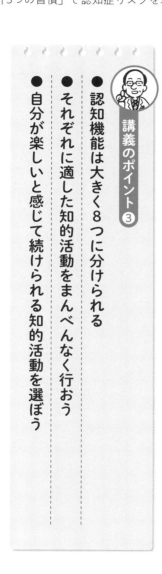

講義のポイント③

- 認知機能は大きく8つに分けられる
- それぞれに適した知的活動をまんべんなく行おう
- 自分が楽しいと感じて続けられる知的活動を選ぼう

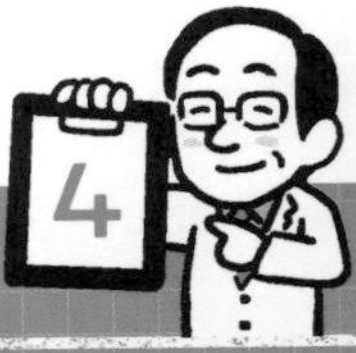

認知症予防のための「コミュニケーション」

ここまで3つの習慣のうち、運動と知的活動について具体的な取り組みを紹介してきました。今回はコミュニケーションについて詳しく解説します。

コミュニケーション、すなわち「**積極的に他者と関わる習慣**」は、認知症のリスクである**社会的孤立**や**抑うつ（うつ病）**を防ぎます。社会的な居場所・役割があったり、会話を楽しめる機会を持ったりすることは、**脳を活性化**し、**こころの健康を保つ**ために重要なことです。

ですから、コミュニケーションは認知症予防の大きな柱なのです。

「とっとり方式認知症予防プログラム」でも、参加者のコミュニケーションを促す工夫をしています。まずは50分間、みんなで身体を動かします。その後、あえて長めに休憩タイムを20分設け、**参加者同士でコミュニケーション（おしゃべり）をしてもらっています。**スタッフも打ち解けた雰囲気になるよう、初めのアイスブレークを意識して行っています。ここで仲良く、よい雰囲気になれば、次の知的活動をワイワイしながら楽しく行えます。

実際に、最初は見知らぬ人同士であっても、毎週顔を合わせているとだんだんと打ち解けてきます。なかには意気投合して、お互いの家を行き来するようになったり、いただき物をしたりするようになったこともあります。**認知症予防教室でのコミュニケーションが、教室の外まで広がって地域交流に発展した**ということですので、素晴らしいと思います。

今日、誰かとおしゃべりをしましたか？

認知症予防をコミュニケーションの観点から見ると、**一番良くないパターンは「朝から晩まで誰とも一言もおしゃべりをせず過ごしてしまう」こと**です。

これは特に一人暮らしの高齢者ではよくあることです。また、若い人でも仕事以外で他人と話す機会がなかったり、休日はいつも家に閉じこもってスマホで動画を見るだけで終わったり……なんて習慣のある人は要注意です。できる範囲でいいので、**意識していろんな方とおしゃべりをする機会を持つ**ようにしてください。

おしゃべりは、人と人との言葉のキャッチボールです。自分の言いたいことだけを一方的に話すだけでは、おしゃべりとはいえません。相手から言葉を受け取ると、相手の表情や手振りなども含めて、その意味や意図を推測します。そして次に投げかけるべき適切な言葉を考えます。さらに自分が発した言葉に相手がどういう反応をするかも確認します。これを何度も繰り返すことでおしゃべりが成立します。

たかがおしゃべりと思われるかもしれませんが、実は**おしゃべりとは脳を非常によく使う高度な行動**なのです。

ただし、ひとつ気を付けていただきたいことがあります。それは、いつも馴染みの友達や仲良しグループの中だけでおしゃべりをすることです。これは認知症予防の観点からするとあまり良くありません。

なぜかというと、**気心の知れた人が相手だと、あまり頭を使わずに会話ができてしまう**からです。「こういう質問をしたら、こういう答えが返ってくるだろう」というのが大体わかってしまい、何も考えなくてもおしゃべりできます。

逆に、**初めて会う人や、今まであまり話したことがなかった人とおしゃべりをする**

知らない人とのおしゃべりは脳をフル回転させる

今度の連休はどうお過ごしですか？

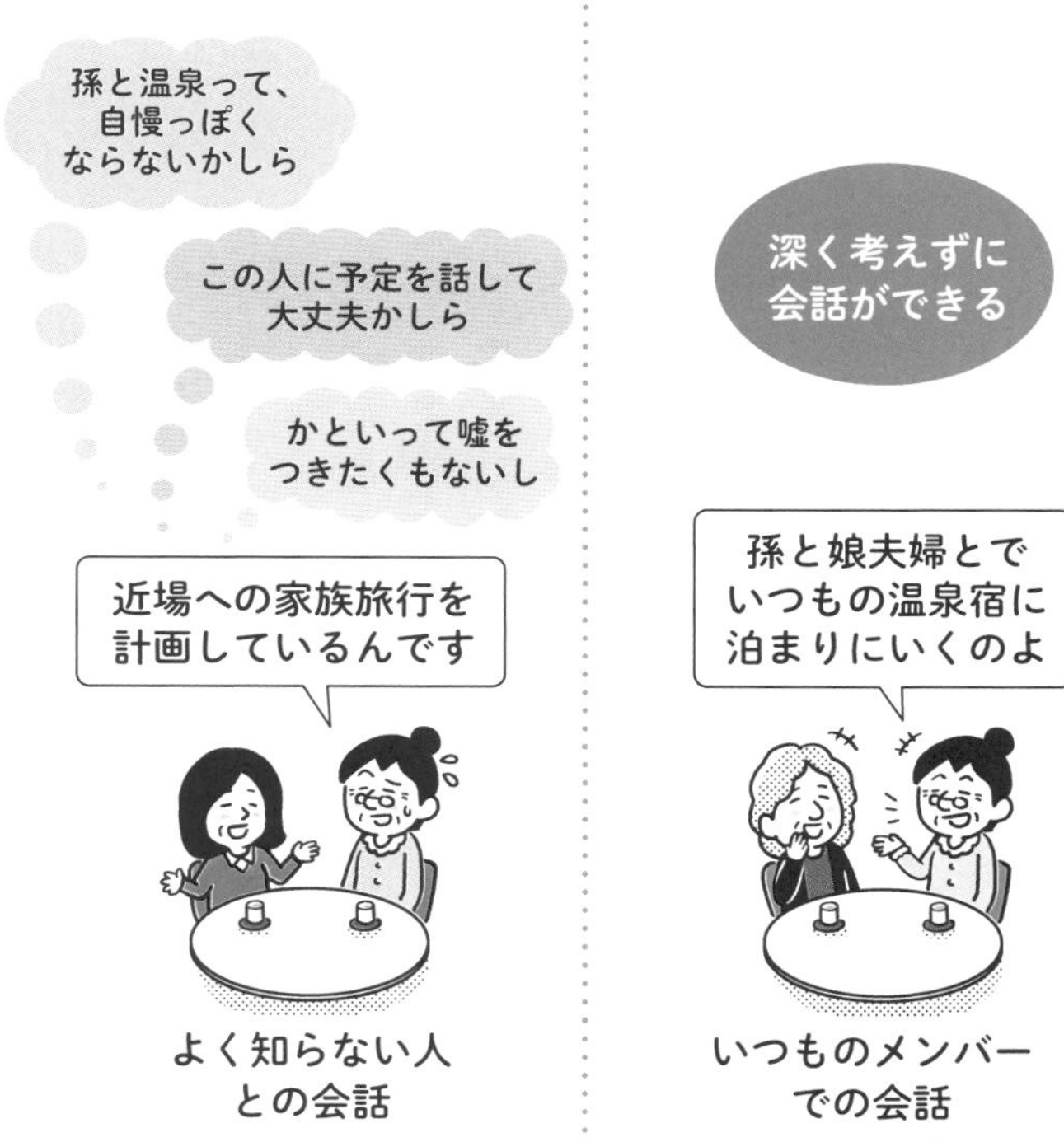
孫と温泉って、
自慢っぽく
ならないかしら
この人に予定を話して
大丈夫かしら
かといって嘘を
つきたくもないし
近場への家族旅行を
計画しているんです
よく知らない人
との会話
深く考えずに
会話ができる
孫と娘夫婦とで
いつもの温泉宿に
泊まりにいくのよ
いつものメンバー
での会話

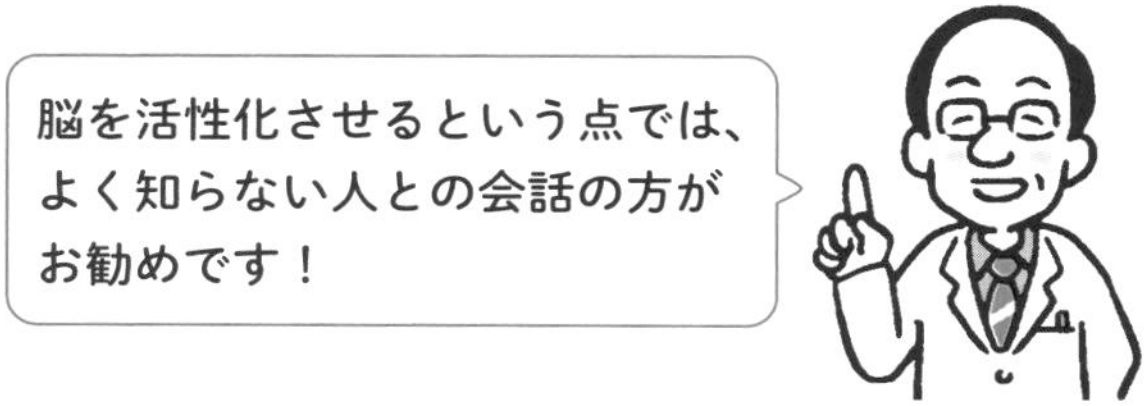
脳を活性化させるという点では、
よく知らない人との会話の方が
お勧めです！

ときには、頭をとてもよく使います。相手のことをよく知らないので慎重に言葉を選びますし、予想外の話題や質問が出てきます。そういうときは頭をフル回転して対応しますので、まさに脳の活性化になります。

気の置けない友人との会話は楽しいですし、リラックスもできますから、非常に良いことです。ただし、それだけではなく、よく知らない人と**お互いに少し遠慮しながら会話をするような機会を自発的に持つ**ようにしてください。

また、お仕事や地域の役割などを持たれている方の場合は、会議や打ち合わせで発言したりすることも、頭を使った会話になっているはずですよ。

コミュニケーションが苦手な人へのアドバイス

とはいえ、知らない人と話すのが苦手な方も少なくないと思います。認知症予防のためだからといって無理をするのは逆効果です。なぜなら、**苦手なものを無理やりするとストレスになってしまい、ストレスは脳に悪い影響を及ぼす**からです。

そこで、コミュニケーションに苦手意識のある方にいくつかアドバイスします。

一つは「**目標を小さくする**」ということです。私たちは「大きな目標を掲げて努力することが素晴らしい」と思いがちですが、あまりに大きい目標だと気持ちが萎えてしまいますし、なかなか成功しません。失敗を繰り返して、だんだん自信を失い、なおさら他人とコミュニケーションを取りづらくなってしまいます。

ですから、目標はなるべく小さく設定しましょう。散歩したときにすれ違った人に挨拶するとか、店員さんに話しかけるとか、孫に電話をするとか、少し背伸びをすれば実現できそうな、ちょっとしたことでいいのです。

また「**目標達成のハードルを下げる**」のも大事です。「○○しなければならない」と気負ってしまうとハードルが上がってしまいますので、「○○できたらいいな」という程度で良しとしましょう。特にコミュニケーションは相手がいて成立するものですので、完璧を求めることはできません。「もしタイミングが合えば、こうできたらいいいな」くらいに思っておくのがいいでしょう。

もし、どうしても人付き合いに苦手意識があるなら「**ペットとのコミュニケーション**」でもいいと思います。ペットは言葉を話せませんが、そのぶん人間の方で「いまこういう気持ちかな」「何をしてあげれば喜ぶかな」などといろいろ考えて接することになります。散歩に連れていけば運動にもなりますので、ペットを飼うことは認知症予防にとって良いことであるといえるでしょう。

ただし、私はペットを飼うときに気を付けるべき点が2つあると思っています。ひとつは、人間の都合で振り回してしまうと、ペット自身がストレスを感じてしまう場合があります。もうひとつは、ペットとあまりにも濃厚に接触していると、動物に感染している病原体が人間にもうつってしまう可能性がある点です。このような感染症を人獣共通感染症と呼びますが、特に高齢者は身体の抵抗力が弱いので心配です。

安全性を考えると**ペット型ロボット**もお勧めです。有名なのはアニマルセラピー用アザラシ型ロボットの「パロ」です。今ではロボティクスや人工知能（AI）が進歩し、いろいろな種類のペット型のロボットがあります。パロは高価ですが、廉価なロボットも市販されています。ペットの導入をお考えなら、ロボットも検討いただければと思います。

コミュニケーションとは、相手の立場を思いやること

繰り返しになりますが、コミュニケーションを取る際には、相手が人間であろうが

認知症予防のためのコミュニケーションのコツ

1日1回は誰かと話そう！

気心が知れた仲間と！	楽しくてリラックスできる 脳はあまり使わなくても会話ができてしまう
あまり知らない人と！	慎重に言葉を選び、敬意をもって対応する必要がある 脳をフル回転させることができる
社会的な役割をもつ	会議や打ち合わせなどで積極的に発言する 脳をフル回転する機会になる

コミュニケーションが苦手な人は…

目標を小さくする	すれ違った人に挨拶、店員さんに話しかける、孫に電話するなど、少し頑張ればできそうなことからチャレンジする
目標達成のハードルを下げる	「〜しなければならない」ではなく、「〜できたらいいな」と考える
ペットとのコミュニケーション	ペットは言葉を喋れない分、こちらで色々考えて世話をする必要がある ペットのストレスや感染などに注意 ペット型のロボットも選択肢に

特に高齢者は、意識してコミュニケーションを取る機会を作らないと、孤立しがちです。若いうちから、仕事関係の人ばかりではなく、地域の人々ともコミュニケーションを取る練習をしておきましょう！

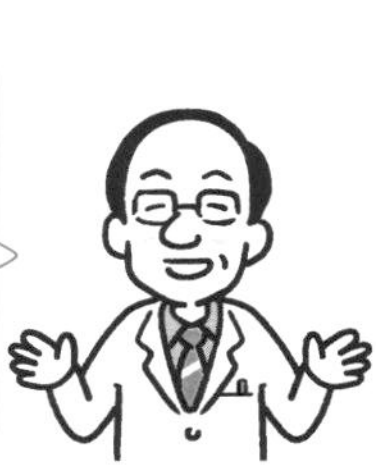

ペットであろうが「**相手の立場を思いやること**」が前提となります。相手がどう感じるか、何に喜び、何を嫌がるのかなどを推測して行動する、そのことが脳を活性化し、認知症予防につながるのです。

例えば、認知症の人とのコミュニケーションは、少しのコツと配慮が必要です。普通のよくある会話では「新しいこと」が話題になりますよね。政治情勢の話とか、新製品の話とか。しかし、認知症の方にとって新しい話というのは一番ついていけない話題なのです。最近あったことを覚えられない（近時記憶障害）というのが認知症の症状のひとつですから。**認知症の方にとって良い話題は「昔のこと」**です。昔の記憶ならば残っていることが多いので、話しやすいのです。

それを知らずに、家族や周囲の人が「認知症にはおしゃべりがいい」と聞きつけて、最近のことを話題にして話しかけ続けてしまうと、認知症の本人としては内容が理解できず、面白くない、つらい時間になってしまいます。善かれと思ってやったことでも、これでは逆効果になってしまいます。

ここでは認知症の人を例に挙げましたが、誰に対しても基本は同じです。**相手の立場に立って思いやる。お互いに楽しくなれるように配慮する。**これこそがコミュニケーションの本質であり、認知症予防にとっても非常に重要なポイントなのです。

コミュニケーションに限らず、運動でも知的活動でも、どんなことでも**楽しくできる**ということが大事です。無理をせず、楽しく認知症予防に取り組んでください。

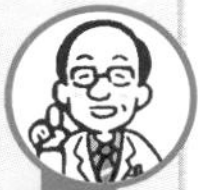

講義のポイント④

- **楽しくおしゃべりしてコミュニケーションを取ろう**
- **知らない人とのおしゃべりが脳をフル回転させる**
- **相手を思いやることが認知症予防につながる**

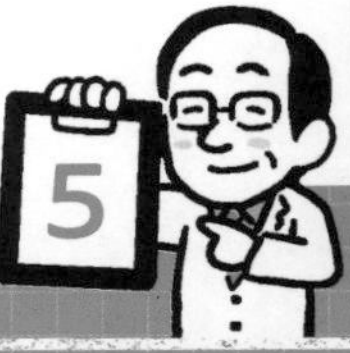

5 ウィズコロナ時代の認知症予防

認知症予防は危機的な状況に追い込まれている

いま、**日本の認知症予防は危機的な状況を迎えている**ことをご存じでしょうか。

2020年に入ってから、新型コロナウイルスが世界中で猛威を振るっています。感染を防ぐために、緊急事態宣言下では極力外に出ないようにする**自粛生活**を強いられ、その後は**新しい生活様式**によってウイルスと共存しながら社会・経済活動を回していくという「**ウィズコロナ時代**」に突入したことは、よくご存じだと思います。

なかでも高齢者は、感染したときの重症化リスクが高いといわれており、自主的に自粛生活を続けておられる方も少なくないようです。

しかし、**自粛生活や新しい生活様式は、認知機能にとっては最も悪い生活**です。ここまで読んでこられた方なら、感染予防のための生活は、認知症予防のための生活と

新型コロナによる認知機能への悪影響

新型コロナ流行の前後で認知症の一次予防の対象者である高齢者の状況はどう変化しましたか？

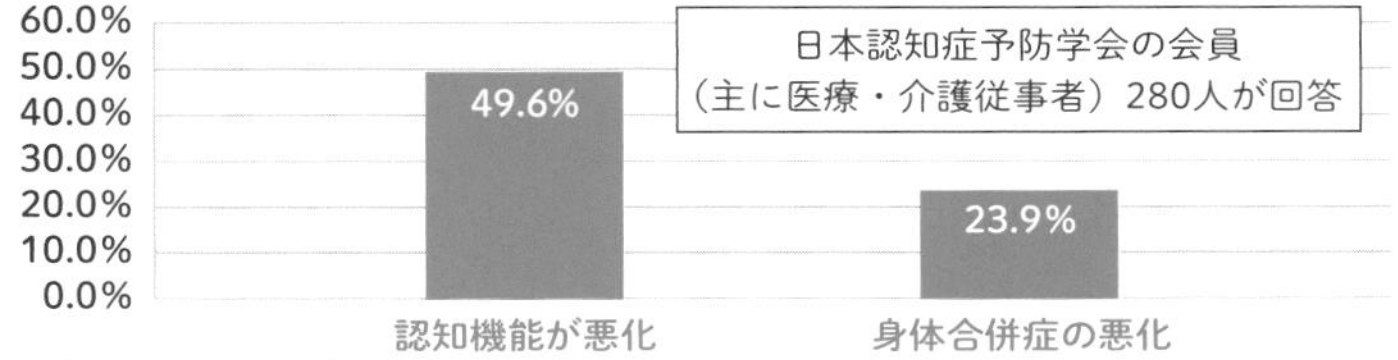
60.0%
50.0%
40.0%
30.0%
20.0%
10.0%
0.0%
日本認知症予防学会の会員
（主に医療・介護従事者）280人が回答
49.6%
23.9%
認知機能が悪化
身体合併症の悪化

（日本認知症予防学会：
新型コロナウイルス感染症アンケート、2020より引用・改変）

新型コロナの対策により、認知症の予防が難しい状況に追い込まれています。

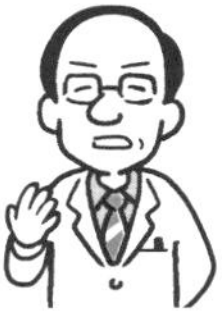

は正反対であることにお気付きではないでしょうか。

外出を控えて家に閉じこもっていると**運動量が減ります**。以前のようにお友達と会うこともできず、**コミュニケーションの機会を持ちにくい**ですし、テレビを付ければ怖い感染症の話題ばかりで**気が滅入って**しまいます。

ソーシャルディスタンス（人と人の距離を2メートル空ける）も、**耳の遠い方との会話を難しく**します。私も病院で患者さんと離れて診察しているのですが、非常に難しいと感じています。

日本認知症予防学会の会員を対象としたアンケート調査でも、新型コロナウイルス感染症に関連して「**高齢者の認知機能が悪化した**」と答えた人は約半数もおり、「**身体の病気が悪化した**」と答えた人も2割強いました。

これは主に医療者や介護・福祉関係者が回答した結果ですので、もともと病気をお持ちの高齢者の状況を示していると考えられます。

しかし、健康であっても、感染を恐れて外出を控えておられる方は多いです。遠方に住むお子さんから「危ないから絶対に出ちゃダメ」などといわれると、なおさら家に閉じこもってしまいます。そして**どんどん認知機能が悪くなっていく**のです。

このアンケートは2020年5~6月に実施したもので、新型コロナウイルスが問題視され始めて数か月程度しか経っていない時点での結果です。ウィズコロナ時代が長引き、事態はより深刻になっているように感じています。

高齢者には感染対策だけでなく、よりいっそうの認知症予防対策が必要なのです。

ウィズコロナ時代の認知症予防のポイント

ウィズコロナ時代では、家でもできる認知症予防が重要です。その啓発のために、日本認知症予防学会として提言を出しました（左の図）。

新型コロナウイルス拡散に対する日本認知症予防学会からの提言

2020年4月　日本認知症予防学会

現下のコロナウイルス感染症の広がりに対し、我々日本認知症予防学会では以下の提言を行います。

① 1日30分以上の身体を動かす運動や体操をしましょう

例：散歩（三密にならない場所で）

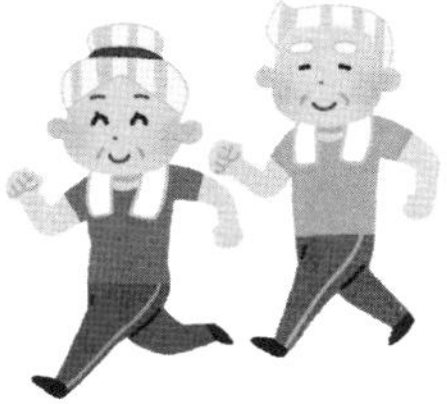

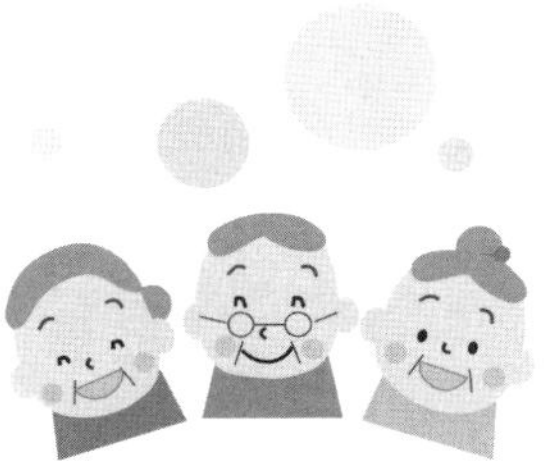

② 御自分の好きな、楽しいことを行うことを日課にしましょう

例：歌を歌う、本を読む、絵を描く、マスク作りなど

③ 御家族や友人との会話を楽しみましょう

（直接話す際はソーシャルディスタンスを保って、あるいはネットや電話を使って）

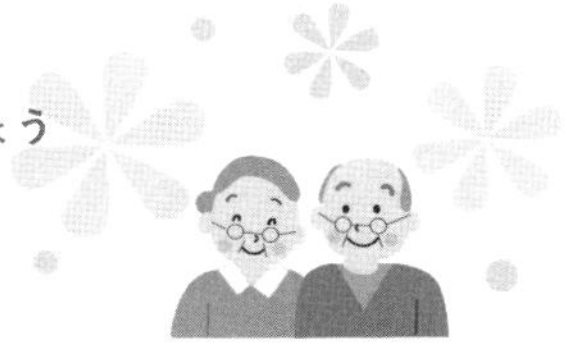

以上のことを行い、元気にこの辛い時をみんなで乗り越えましょう。
活動内容について御相談等あればご連絡ください。

JSDP 日本認知症予防学会

一般社団法人日本認知症予防学会
理事長　浦上　克哉

ここで掲げている対策も、基本は認知症予防の3つの習慣に沿っています。

すなわち、①**1日に30分以上は体操や散歩などで身体を動かす**ようにすること（運動）、②歌や読書、絵画など**自分が好きなことを日課に**すること（知的活動）、③**家族や友人との会話を楽しむ**こと（コミュニケーション）です。

以下、この3つについて詳しく解説していきます。

①1日に30分以上は身体を動かす

家の中に閉じこもっていると、運動量が大きく低下してしまいます。意識して、**1日に30分以上は身体を動かす**ようにしてください。

家の中でもできる運動はたくさんあります。この本では「とっとり方式認知症予防プログラム」の運動を紹介しています（122ページ）ので、参考にしていただけると幸いです。

また、**できるだけ散歩や外出の機会を持つ**ようにしてください。外に出たらすぐに感染するわけではありません。要はまめな手洗いや咳エチケットを徹底し、3密（換気の悪い密閉空間、多数が集まる密集場所、間近で会話や発声をする密接場面）を避ければいいのです。

都会では場所や時間を選ぶ必要がありますが、田舎なら密になるような場所はそんなにありません。そういったコースを選べば、マスクなしで散歩しても大丈夫です。

スーパーやコンビニなども、混む時間帯は大体決まっています（一般的に10～13時頃が混みやすい）。その時間帯を避ければ、付き添いの人と一緒に買い物に出かけても密にはなりにくいはずです。

ウィズコロナ時代だからといって、ただ閉じこもるだけではいけません。**感染予防に注意しながら、これまでよりも意識して運動・外出する機会を作る**ようにしてください。

②自分が好きなことを日課にする

特に用事がないからと、家でただボーっと過ごしては、認知機能が低下する一方です。何かご自身が好きなこと、楽しいと感じることをやってください。歌を歌う、本を読む、絵を描くなど、何でもいいですが、できれば**頭を使って指先を動かすようなこと**がベターです。色々な柄の布を使ってマスクを作るのもいいですね。

ば《》と思います。

また、この本で紹介している「とっとり方式認知症予防プログラム」の知的活動（138ページ）を参考にして、興味を持てそうなものにチャレンジしていただければと思います。

また、知的活動にしても運動にしても、**生活習慣の中に取り入れることが大事**です。そのためには1日の過ごし方、日課を決めてやっていくことをお勧めします。例えば午前中は散歩に出て、お昼からは家でパズルを解く、などです。

日課が習慣化すると、認知機能が多少低下したとしても、意外といつまでも一人でできるものです。逆に、習慣化していないことは、認知機能が低下した後に新たにやろうとしてもなかなかうまくいきません。だからこそ、**健康なうちに規則正しい生活パターンと認知機能に良い行動を習慣化させておく**べきです。

③家族や友人との会話を楽しむ

新型コロナウイルスは、私たちから対面してのコミュニケーションの機会を奪いました。口から飛び出す飛沫が一番の感染源なので仕方がない面はあるのですが、だからといって会話もなく家に閉じこもっていては、認知機能が悪化してしまいます。
しかし幸いなことに、私たちの社会には離れていても連絡を取る方法がいくつもあります。**手紙、電話、FAX、インターネットなど、家に居ながらにして外部とコミュニケーションを取ることができる**のです。ウィズコロナ時代の認知症予防を考えるうえで、これらの通信手段を活用しない手はありません。

なかでもインターネットは、リアルタイムで相手の顔を見て話ができ、対面に近い形でコミュニケーションを取ることができます。実はこの本の制作も、鳥取と東京をオンライン会議システムでつないで行ってきました。今やなくてはならないツールになっています。

しかし、インターネットは難しいと思っている高齢者の方もいらっしゃると思います。実際に日本認知症予防学会で実施したアンケートでは、高齢者の3割くらいの方しかオンライン機器を利用できていないという結果が出ました。
そのような状況下で、医療者や介護・福祉関係者は担当する高齢者とどうやってコミュニケーションを取っていたのでしょうか。それは「手紙」です。

考えてみれば、昔は「**手紙を書く**」ということは当たり前だったはずです。今の若い人は手紙を書くのが苦手かもしれませんが、高齢者にとってはお手の物ですよね。かつての経験がコロナ禍において意外と役に立ったということです。

もうひとつ、コロナ禍で悪いことばかりじゃないなと思った点があります。

現役世代の働き方は、朝から晩まで会社に縛られる形から、テレワークの導入などにより自己裁量で場所や時間が選べるようになってきています。これなら周囲の目を気にせず、仕事の合間に両親へ様子伺いの電話をかけられるかもしれません。子どもも休校などで家にいる時間が長くなりますので、お孫さんや親戚などと電話をしたりオンラインで顔を見たりするチャンスも増えるでしょう。

このように、考えようによっては**今まで以上に家族間でコミュニケーションを取る機会が生まれやすくなった**のではないでしょうか。

「朝の来ない夜はない」とよくいわれます。コロナ禍を乗り越えた先には、以前のように気兼ねなく親戚と集まったり、旅行に行ったり、会食を楽しんだりすることができるように必ずなります。そのとき思いのままに楽しむためにも、ぜひ認知機能や体力を落とさないような生活を心がけてください。

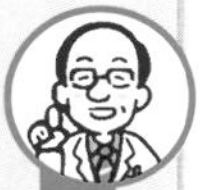

講義のポイント⑤

- 密を避けてできる運動はある。1日に30分以上は身体を動かそう
- 一人でもできる、自分が好きなことを日課にして頭を動かそう
- オンラインや手紙などを活用して家族や友人との会話を楽しもう

批判覚悟で立ち上げた日本認知症予防学会（２０１１年）

私は２００１年に鳥取大学医学部保健学科生体制御学講座・環境保健学分野の教授に就任しました。認知症予防の研究や実践に取り組みやすい立場となり、認知症の早期発見ツールの開発や地域での予防教室などに邁進できました。

その中のひとつが、軽度認知障害（ＭＣＩ）の人を対象とした認知症予防の取り組みです。認知機能の低下を早く見つけるのは絶望させるためじゃない、認知機能を回復させるチャンスにつなげたいという想いからでした。そこで、私は鳥取県琴浦町の協力を得て、２００４年から認知症予防教室（ひらめきはつらつ教室）を開きました。「物忘れ相談プログラム」でＭＣＩの人を見つけ出し、積極的に教室にお招きしました。

どんなプログラムならば認知症予防の効果が出せるのか、続けやすいのか、皆さんに喜んでいただけるのか……すべてが手探りでのスタートでしたが、私は、参加者の皆さんと触れ合うなかで、非常に良い成果が得られていると確信しました。

やがて、幸いなことに「認知症は治療だけでなく予防も大切だ」という考えを持つ同志たちと巡り合いました。その頃、テレビなどでは認知症予防が取り上げられることもありましたが、医学界では相変わらず「認知症予防などあり得ない」という風潮でしたから、さながら体制に反発する革命家集団のような気持ちでした。

そして、2010年になってついに、認知症予防に関して専門家が話し合う初めての研究会を、鎌倉で開くことができました。念願の集会です。我々は大いに奮起しました。「日本の将来を考えれば、認知症予防は待ったなしだ！」「多少叩かれても構わないから、もっとしっかりした研究の場を早々につくろう」ということで意見が一致しました。まるで決戦前夜のような熱気でした。

こうして、翌2011年に日本認知症予防学会を立ち上げ、私は初代の理事長に就任しました。一般的に、研究会が学会になるまでには10年ほどかかります。それがたった1年で学会になるというのは異例のことだと思います。

日本認知症予防学会を立ち上げてすぐ、第1回学術集会を鳥取県米子市で行いました。できたてホヤホヤの学会&地方での開催なのに、医療・介護・福祉従事者らが約

400人も集まってくれました。また、同時に開催した市民公開講座では定員300人のホールに500人超が殺到。聴衆の熱気を感じながら「やはり認知症予防は渇望されていたのだ」と思いを新たにしました。

今や、日本認知症予防学会の会員数は2000人を超えるまでに成長しました。また、認知症予防の専門家を育成するために「認知症予防専門士」という認定資格制度を創設し、全国で約400人を養成しました。さらに、日本臨床衛生検査技師会と共同で、認知症の検査に精通した臨床検査技師の資格「認定認知症領域検査技師」制度を作り、鳥取大学大学院にこの制度の専攻コースを設置しました。

国からもその専門性や必要性が認められたのか、私は政府の会議メンバーとして呼ばれるようになりました。鎌倉で同志と決起したあの日から、隔世の感があります。

若い頃から認知症研究に携わる機会を得て、地域の高齢者に直に触れ合うことができたこと、行政とも連携して認知症の予防教室を実践できたこと、大学内でもこれらに取り組みやすいポジションに就けたことなどが、幸運だったと感じています。

今後も、大学や学会活動を通じて、日本全国で質の高い認知症予防や治療、ケアができる体制づくりに貢献したいと考えています。

講義 4

将来の備え編～認知症になっても自分らしく暮らすために

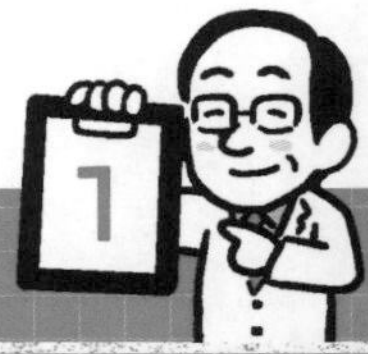

二次予防（早期発見・治療）が重症化を遅らせる

認知症予防には3段階ある

これまでに紹介してきた内容を実践し、できる限りの認知症予防に努めても、残念ながら100％発症を避けることは不可能です。ただ、**早期発見・治療とケアによって、重症化を遅らせ、自分らしく暮らしていくことができます。**

実は、認知症予防には3つの段階があります。

- 認知症を発症しないようにする「一次予防」
- 認知症になっても早期に発見して治療・ケアを始める「二次予防」
- 認知症の症状が進行（重症化）するのを遅くする「三次予防」

本書でここまで紹介してきたのは「一次予防」でした。なるべく発症しないに越したことはありませんが、**発症してしまったときに備えて「二次予防」（早期発見・治療）も心がけておく**ことが大事です。

そうすれば、認知症の一歩手前（ＭＣＩ）の段階で気付くことができるかもしれません。また、発症していても、進行を遅らせる薬はありますし、今後はより良い新薬が出てくるかもしれません。そして、本人や家族などの工夫や慣れにより生活の質を保つこともできます。

認知症を早期発見するポイント

認知症を早期に発見するためのポイントは**「2〜3年前まではちゃんとできていた日常生活での変化（支障）に気付くこと」**です。具体的な例をいくつか次ページの表で示します。これらの変化は自分自身で気付くこともできますが、実際には**本人よりも周囲の人の方が気付きやすい**です。ズバリと指摘されたら否定したくなるかもしれませんが、素直に受け止めましょう。

認知症に早期に気付くポイント

記憶障害	部分的ではなく、全体を忘れる ・昼食に何を食べたのか、だけではなく、昼食をとったこと自体を忘れる ・話の内容ではなく、話をしたこと自体を忘れる →同じことを何度も尋ねる
見当識障害	時間や日付を間違えることが多くなる
判断力や思考力の低下	考え分けができない、すぐ混乱する ・2つの作業をして、1つを忘れる ・自販機やATMなどの前でまごつく ・複雑な話を理解できない
実行機能障害	物事をスムーズに進められない ・自分で計画を立てられない ・変化に対応できない ・買い物で同じものを買う
行動・心理症状	・自信を失い、意欲がなくなった ・身の回りに無頓着になった ・怒りっぽくなった、疑い深くなった
取り繕い	忘れたことを認めず、屁理屈を言ってごまかすことが多くなった
食い違い	「できないこと」の認識が、本人と家族で食い違っている

2〜3年前まではちゃんとできていたのに（これといった原因がなく）できなくなったことがあれば要注意です！

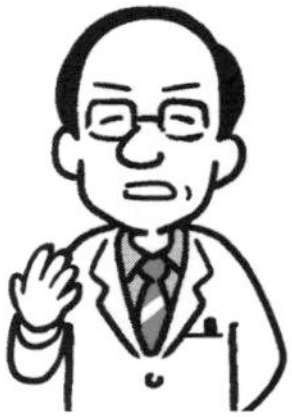

認知症はその病気の特性から、自ら病気を自覚することが難しいものです。本人が「できる」と思っていることでも、家族は「全くできていない」と評価しているケースは多いです。その意味では、二次予防のポイントは「家族の目」かもしれません。**普段から家族とのコミュニケーションを大切にすることも、認知症予防の大きなポイント**であるといえるでしょう。

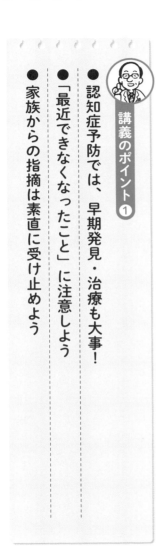

講義のポイント①

- **認知症予防では、早期発見・治療も大事！**
- **「最近できなくなったこと」に注意しよう**
- **家族からの指摘は素直に受け止めよう**

認知症を疑ったときにすべきこと

認知症が心配になったら、お早めに病院へ

もし、認知症かもしれないと心配になったら、なるべく早く医師に診てもらってください。

「嫌な事実に直面するかもしれない」という恐怖感があるかもしれませんが、認知症のように見えて、まったく別の病気である可能性もあります。また、認知症であったとしても、早めに治療・対策することがその後の生活を大きく左右します（詳しくは21ページを参照）。

近年ではありがたいことに、まだ認知症が軽症のうちに受診してくれる方が増えてきました。対応する医師としても、早く来ていただくと治療のしようがあるので、とても助かります。仮に診察して「認知症ではないし、病気でもない」という判断になったとしても、迷惑だなんて思いませんので、気兼ねなく受診してください。

認知症かどうかを調べる方法

では、認知症かどうかを調べるには、どの医療機関に行けばいいでしょうか。

「**かかりつけのお医者さん**」がいる場合は、まずその先生に相談してみてください。その先生が認知症かどうかを診断してくれるか、もしくはそれができる医師や病院を紹介してくれるはずです。

そうではない場合は、ご自身で適切な医師や医療機関を探していただくことになります。一番いいのは「**もの忘れ外来**」への受診です。公益社団法人 認知症の人と家族の会は、ウェブサイトで「全国もの忘れ外来一覧」(https://www.alzheimer.or.jp/?page_id=2825) を公開しています。もしくは「お住まいの市区町村名＋もの忘れ外来」というキーワードでウェブ検索していただくと、いくつか候補が出てくるはずです。

もうひとつの方法としては、「**認知症サポート医**」という、認知症診断に関する研修を受けた医師にかかる方法です。この場合は「お住まいの都道府県+認知症サポート医」で検索してみてください。

認知症かどうかわからない程度の軽度な段階ならば、いきなり認知症疾患医療センターや大きな病院などではなく、お近くの診療所など行きやすいところを受診することをお勧めします。

認知症のケアなどについて相談したい場合

認知症では、医療機関で対応しづらい「生活上の困りごと」が起こる場合もあります。そのときはお住まいの市区町村に設置されている「**地域包括支援センター**」に相談しましょう（名称が異なる場合があります）。「市区町村名+地域包括支援センター」でウェブ検索するか、役所に問い合わせてみてください。

認知症になって戸惑うのは、本人だけではありません。家族や周囲の人も手探りで対応することになりますから、うまくいくことも、そうでないこともあるでしょう。なかには困りごとがたくさんあるのに、身内だけで抱え込んでしまうこともあります。

そして、どうにもならなくなってから医療や行政機関に駆け込む――こういったケースは少なくありません。問題が大きくなりすぎる前に、**早いうちから外部に相談する**ことはとても大事なことです。

認知症になっても自分らしく暮らすには

認知症になっても自分らしく暮らすためには、**家族や周囲の人のサポートが欠かせません**。ですから、ご自身が認知症予防に努めるとともに、これらの人々に過剰な負担がかかり、燃え尽きることのないように配慮しておくことが大事です。

具体的には、認知症になる以前から、「**もし自分が認知症や重い病気になったら、どのように暮らしたいか**」を、周囲に伝えておくことです。というのも、認知症の介護やケアは「本人はどうしたいか」が軸になるからです。

ですから、**事前に本人がある程度の指針を示しておく**といいのです。それなら家族も迷いにくくなりますし、精神的な負担も少なくなります（他人の人生の大きな決断を代わって行うのは、かなりストレスがかかるものです）。本人の理想をすべて叶えることは現実的に難しいかもしれませんが、ケアの専門家などの力も借りながら、可能な範囲で実現するための努力はできます。

この本が、「認知症にならないためのヒントを知る」だけでなく、「認知症について考え、家族と方針を共有する」きっかけともなれば幸いです。

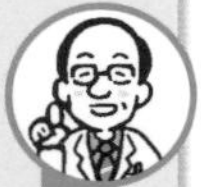

講義のポイント②

- 認知症が心配なら、早めに「もの忘れ外来」などへ受診を
- 認知症の困りごとを相談できる窓口を活用しよう
- 「将来の方針」を家族と話し合っておこう

県をも巻き込んで、認知症予防に取り組める時代に（2010年代）

私は鳥取県琴浦町の協力を得て、2004年から認知症予防教室を実施していました。その中で、MCIから認知機能が回復していく様を目の当たりにしており、実感としては「効果がある」と確信していたのです。けれども、医師は科学者でもあります。この成果を科学的にきちんと証明できていなかったことが気がかりでした。

そうして15年以上にわたり琴浦町での実践を行った後に、チャンスが訪れました。鳥取県と日本財団の共同プロジェクトの一環として、認知症予防のプログラムを開発・実証することになったのです。それが2016年度に開発した「とっとり方式認知症予防プログラム」です（内容については38ページを参照）。

鳥取県を挙げてのプロジェクトということで、県内の認知症関係のエキスパートが勢揃いし「オール鳥取」ともいえる陣容で開発できました。また平井伸治知事をはじめとした県職員、そして実証に協力してくださった伯耆町の職員および住民の皆様らの多大なる協力を得て、科学的に効果があることを証明することができました。

そして、何よりも嬉しかったのは、参加した皆さんの笑顔が見られたことです。今まで家に閉じこもっていたような方が、週1回のプログラムでお友達ができて、お宅を訪問されたり、いただき物をしたりという地域交流にもつながったそうです。

この「とっとり方式認知症予防プログラム」は、今では鳥取県はもちろん、広島県など近隣県でも採用されていますし、東京の渋谷区でもモデル事業としての実施が予定されています。日本認知症予防学会でも当プログラムの普及を目指しています。

今や、認知症予防教室は全国で行われるようになりました。これから重視すべきなのは、その教室の「質」です。予防教室ならどれでもいいというわけではなく、指導者の質によってその効果が大きく変わることを、私たちは実証しています（＊29）。

「とっとり方式認知症予防プログラム」のように、科学的に効果が実証されたプログラムを用いて、教育を受けた質の高い人材がその指導を行うことが、これからの日本の認知症予防の鍵のひとつであると考えています。そのために日本認知症予防学会は「認知症予防専門士」を養成し、質の担保を図っています。

おわりに

ここまでお読みくださり、ありがとうございました。

本書で紹介した認知症の発症リスクや予防法などは、執筆時では最新のものですが、今後の研究の進展により変わる可能性があります。例えば、新たな発症リスクが明らかになったり、より良い予防法が出てきたりするかもしれません。

しかし、**「運動・知的活動・コミュニケーション」という柱は、今後も変わることはない**と考えています。「すでに知っていることが多かった」と感じる方がおられたかもしれませんが、それこそが肝心なことなのです。目新しさや奇抜さなどに魅かれて、科学的な検証が足りていない予防法や情報などに飛びつくのではなく、まずはこの3つの柱をしっかり習慣化しましょう！

また、認知症予防に注目するあまりに、認知症になった人のことを「努力不足」などと批判しないでください。どんなに気を付けても、認知症の発症を100％防ぐことはできません。**認知症になっても周囲の温かいサポートのもと自分らしく暮らせる、**

これこそが今後の日本が目指すべき理想的な社会ではないでしょうか。

さらに世界に目を向けてみると、アジアは世界でも認知症患者が多い地域であり、今後10年の増加率も高いことが予想されます。また、アメリカやアフリカでも、アジアと同等かそれ以上のレベルでの認知症増加が想定されています。

世界において日本は「**認知症先進国**」であり、今後の世界の動向を占うという意味でも注目されています。世界の人々も、認知症になりたくないという気持ちは同じでしょうから、予防の観点からも日本は期待されていると私は考えています。

ですから私は、日本認知症予防学会などの活動を通じて、**認知症の予防についてのエビデンス（証拠）を社会に還元できる形で積み上げていき、その成果を日本、そして世界に発信していきたい**と考えています。本書もその一環です。

日本で、そして世界中で、認知症にならない／なっても安心して暮らしていける社会を実現するために、本書がお役に立てば幸いです。

浦上克哉

参考文献・論文

はじめに

＊1： 厚生労働省:認知症施策推進総合戦略（新オレンジプラン）〜認知症高齢者等にやさしい地域づくりに向けて〜平成 29（2017）年 7 月改訂版，p1

＊2： Livingston G, et al.: Dementia prevention, intervention, and care. Lancet 2017; 390: 2673-2734.

＊3： WHO: Risk reduction of cognitive decline and dementia: WHO guidelines, 2019

＊4： Kouzuki M, Urakami K, et al: A program of exercise, brain training, and lecture to prevent cognitive decline. Ann Clin Transl Neurol 2020 Mar; 7（3）: 318-328.

＊5： Livingston G, et al.: Dementia prevention, intervention, and care: 2020 report of the Lancet Commission. Lancet. 2020; 396（10248）: 413-446.

講義 1-1

＊6： 日本神経学会（監）：認知症疾患診療ガイドライン2017．CQ 4B-2, 147

講義 1-2

＊7： Livingston G, et al.: Dementia prevention, intervention, and care. Lancet 2017; 390: 2673-2734.

＊8： 厚生労働省：認知症施策推進総合戦略（新オレンジプラン）〜認知症高齢者等にやさしい地域づくりに向けて〜平成 29（2017）年 7 月改訂版，p1

＊9： Yo-El S et al.: Sleep Quality and Preclinical Alzheimer Disease. JAMA Neurol. 2013; 70（5）: 587-593.

講義 1-3

＊10：Kouzuki M, Urakami K, et al: A program of exercise, brain training, and lecture to prevent cognitive decline. Ann Clin Transl Neurol 2020 Mar; 7（3）: 318-328.

講義 2-1

＊11：Livingston G, et al.: Dementia prevention, intervention, and care. Lancet 2017; 390: 2673-2734.

＊12：Livingston G, et al.: Dementia prevention, intervention, and care: 2020 report of the Lancet Commission. Lancet. 2020; 396（10248）: 413-446.

＊13：浦上克哉、高橋和郎ら：アルツハイマー型老年痴呆の経過と悪化要因の検討．神経内科 1991, 35: 35-37

＊14：Mine M, et al.: Association of Visual Acuity and Cognitive Impairment in Older Individuals: Fujiwara-kyo Eye Study. Biores Open Access 2016 Aug 1; 5（1）: 228-34.

＊15：内田育恵ら：全国高齢難聴者数推計と10年後の年齢別難聴発症率ー老化に関する長期縦断疫学研究（NILS-LSA）より．日老医誌 2012; 49: 222-227

＊16：日本耳鼻咽喉科学会：補聴器相談医名簿
http://www.jibika.or.jp/members/nintei/hochouki/hochouki.html

＊17：公益財団法人テクノエイド協会:認定補聴器専門店一覧
https://www5.techno-aids.or.jp/shop/map.php

講義 2-2

＊18：Livingston G, et al.: Dementia prevention, intervention, and care: 2020 report of the Lancet Commission. Lancet. 2020; 396（10248): 413-446.

講義 2-3

＊19：Livingston G, et al.: Dementia prevention, intervention, and care: 2020 report of the Lancet Commission. Lancet. 2020; 396（10248): 413-446.

講義 2-4

＊20：Livingston G, et al.: Dementia prevention, intervention, and care: 2020 report of the Lancet Commission. Lancet. 2020; 396（10248): 413-446.

＊21：R Chen: Association of environmental tobacco smoke with dementia and Alzheimer's disease among never smokers. Alzheimers Dement 2012 Nov; 8（6): 590-5.

＊22：Nicola LH et al.: Gradual Versus Abrupt Smoking Cessation: A Randomized, Controlled Noninferiority Trial. Ann Intern Med 2016 May 3; 164（9): 585-92.

＊23：日本禁煙学会：週刊新潮の特集「ニコチンでアルツハイマーが防げる! 愛煙家の胸が晴れた。」を指弾する（2019 年1月18日）
http://www.jstc.or.jp/uploads/uploads/files/journal/2019ShinchoWeekly.pdf

講義 2-5

＊24：Livingston G, et al.: Dementia prevention, intervention, and care: 2020 report of the Lancet Commission. Lancet. 2020; 396（10248): 413-446.

講義 2-6

＊25：Livingston G, et al.: Dementia prevention, intervention, and care: 2020 report of the Lancet Commission. Lancet. 2020; 396（10248): 413-446.

＊26：CW Cotman et al.: Exercise: a behavioral intervention to enhance brain health and plasticity. Trends Neurosci 2002 Jun; 25（6): 295-301.

講義 2-7

＊27：Livingston G, et al.: Dementia prevention, intervention, and care: 2020 report of the Lancet Commission. Lancet. 2020; 396（10248): 413-446.

講義 2-8

＊28：Livingston G, et al.: Dementia prevention, intervention, and care: 2020 report of the Lancet Commission. Lancet. 2020; 396（10248): 413-446.

コラム④

＊29：Ito Y, Urakami K. Evaluation of dementia-prevention classes for community-dwelling older adults with mild cognitive impairment. Psychogeriatrics 12（1): 3-10, 2012.

■ 著者

浦上 克哉（うらかみ・かつや）

1983 年に鳥取大学医学部医学科を卒業。同大大学院の博士課程を修了し、1990 年より同大の脳神経内科にて勤務。2001 年 4 月に同大保健学科生体制御学講座環境保健学分野の教授に就任。2005 年より同大の医用検査学分野病態解析学の教授を併任。2011 年に日本認知症予防学会を設立し、初代理事長に就任し、現在に至る。日本老年精神医学会理事、日本老年学会理事、日本認知症予防学会専門医。

■ 執筆協力

田中 留奈（たなか・るな）

2002 年に鳥取大学医学部生命科学科を卒業。卒後は株式会社南山堂で医学書の企画・編集に携わり、2011 年よりエムスリー株式会社にて医療者向けウェブサイト（m3.com）の編集者・メディカルライターとして従事。2019 年より独立して「伝わるメディカル」を開業し、現在に至る。日本認知症予防学会、日本医学ジャーナリスト協会の会員。

本書内容に関するお問い合わせについて

弊社では、読者の皆様からのお問い合わせに適切に対応させていただくため、以下のガイドラインへのご協力をお願い致しております。下記項目をお読みいただき、手順に従ってお問い合わせください。

●ご質問される前に

弊社Webサイトの「正誤表」をご参照ください。これまでに判明した正誤や追加情報を掲載しています。

正誤表 https://www.shoeisha.co.jp/book/errata/

●ご質問方法

弊社Webサイトの「刊行物Q&A」をご利用ください。

刊行物Q&A https://www.shoeisha.co.jp/book/qa/

インターネットをご利用でない場合は、FAXまたは郵便にて、下記“翔泳社 愛読者サービスセンター”までお問い合わせください。電話でのご質問は、お受けしておりません。

●回答について

回答は、ご質問いただいた手段によってご返事申し上げます。ご質問の内容によっては、回答に数日ないしはそれ以上の期間を要する場合があります。

●ご質問に際してのご注意

本書の対象を越えるもの、記述個所を特定されないもの、また読者固有の環境に起因するご質問等にはお答えできませんので、予めご了承ください。

●郵便物送付先およびFAX番号

送付先住所　〒160-0006 東京都新宿区舟町 5
FAX 番号　03-5362-3818
宛先（株）　翔泳社 愛読者サービスセンター

※本書に記載された情報は2021年1月時点のものです。QRコードやURL等は予告なく変更される場合があります。

※本書の出版にあたっては正確な記述につとめましたが、著者や出版社などのいずれも、本書の内容に対してなんらかの保証をするものではありません。

● 執筆協力 ―――― 田中 留奈
● 装丁・本文デザイン ―――― 河南 祐介（FANTAGRAPH）
● カバー・本文イラスト ―――― 柏原昇店
● DTP ―――― BUCH+

科学的に正しい認知症予防講義

2021年03月08日　初版第１刷発行

著　　者　浦上《うらかみ》 克哉《かつや》
発 行 人　佐々木 幹夫
発 行 所　株式会社 翔泳社（https://www.shoeisha.co.jp）
印刷・製本　株式会社 加藤文明社印刷所

本書へのお問い合わせについては、215ページに記載の内容をお読みください。
造本には細心の注意を払っておりますが、万一、乱丁（ページの順序違い）や落丁（ページの抜け）がございましたら、お取り替えいたします。03-5362-3705までご連絡ください。

ISBN978-4-7981-6794-7　Printed in Japan